Vorbeugen,
Vorsorgen,
Versichern

Dr. Michael Funcke
Dr. Horst Schmitz

Vorbeugen, Vorsorgen, Versichern

Ein Econ-Ratgeber
mit einem Geleitwort von
Prof. M. J. Halhuber

Econ-Verlag
Düsseldorf · Wien

Dieses Buch wurde in Zusammenarbeit mit der
Deutschen Kranken-Versicherungs-A.-G.
aus Anlaß ihres 50jährigen Firmenjubiläums
am 11. 1. 1977 erstellt.

1. Auflage 1977

Gesetzt aus der 10 Punkt Times der Linotype GmbH
Satz: vom Schemm + Müller, Solingen
Herstellung: May + Co., Darmstadt
Printed in Germany
ISBN 3 430 13886 8 •

Inhalt

Auf ein Wort

Prof. Dr. M. J. Halhuber
Ärztlicher Direktor
Klinik Höhenried, Bernried

Soll und darf man, wenn man um ein Vorwort (und das heißt doch um wohlwollend kritisches Nachdenken über ein Buchmanuskript) gebeten worden ist, auch die ketzerischen Gedanken zu Papier bringen, die einem beim ersten Durchlesen in den Sinn gekommen sind? Wenn Sie diese gar nicht rhetorisch gemeinte einleitende Frage gedruckt lesen, dann durfte ich. Lassen Sie mich gleich mit der Tür ins Haus fallen und ein paar der Fragen nennen, die ich dem Leser dieses Vorwortes, dem Verlag und dem Autor nicht ersparen will und kann.

Was kann der Leser heute von einem Gesundheitsbuch für Nichtmediziner erwarten?

Nach der übereinstimmenden Auskunft der Epidemiologen sind derzeit in Mitteleuropa folgende Todesursachen noch immer im Zunehmen begriffen:
- Koronare Herzkrankheit und Herzinfarkt,
- chronische Bronchitis und Lungenkrebs,
- Schrumpfleber (Lebercirrhose) bei Alkoholikern,
- Verkehrsunfälle.

Alle diese Todesursachen sind überwiegend verhaltensbedingt, d. h. durch die Alltagsgewohnheiten und den Lebensstil eines jeden einzelnen: Herzinfarkt und Sekundenherztod des Koronarkranken durch falsche Ernährung, »Raucherpersönlichkeit« und zu hohen Blutdruck, die chronische Bronchitis und der Lungenkrebs durch Zigarettenrauchen, die Lebercirrhose durch den Alkoholmißbrauch, und viele Verkehrsunfälle sind nicht allein schicksalhaft. Diese Todesursachen-Statistik kann niemanden, der in unserem Land Verantwortung für das Gesundheitswesen trägt, in Ruhe lassen. Sicher auch nicht die gesetzliche und die privaten *Krankenversicherungen.* Es ist schon fast eine Banalität, davon zu sprechen, daß Vorbeugen besser ist als Heilen und »Nachsehen« und daß deshalb Gesundheitsbildung im doppelten Sinne des Wortes (Bildung *für* Gesundheit und Bildung *von* Gesundheit) eine wichtige Aufgabe aller Beteiligten geworden ist. Aber ist das Ziel nicht zu hoch gesteckt? Wie kann es erreicht werden?

Dieses Buch enthält eine Fülle von Informationen, die für jeden von uns lebenswichtig sind. Aber ändern Informationen unser Leben? (Wenn es so wäre, dürfte es doch eigentlich unter den Ärzten schon lange keine Suchtraucher mehr geben.) Wir wissen alle, wie wenig Informationen über bestimmte Folgen gesundheitswidrigen Verhaltens, also eines »ungesunden Lebensstils«, schon zu einer Änderung dieses Lebensstils motivieren, d. h. uns bewegen.

Informationen allein reichen also sicherlich nicht aus. Hier muß die Erziehung zum Gesundheitsbewußtsein, also die Anleitung zum gesundheitserhaltenden und gesundheitsfördernden Verhalten einsetzen.

Gesundheitspädagogik ist als gesicherter Wissensbereich noch sehr jung, nur die Frage, wie Gesundheitsbildung *nicht* praktiziert werden soll, läßt sich relativ leicht beantworten:

- mit Ideologisierung statt mit *Didaktik,*
- mit Fanatismus statt geduldiger Zuwendung,
- mit Überschätzung der ärztlichen Autorität,
- mit Überbewertung isolierter Information,
- mit Verkennung der sozialen Sprachbarrieren,
- mit naivem Furchtappell,
- ohne Glaubwürdigkeit des Arztes als Lehrer.

Wer von uns hat noch nie gegen diesen Negativ-Katalog verstoßen? Deshalb müssen wir Ärzte als Autoren von Gesundheitsbüchern immer wieder unsere Leser um Nachsicht bitten. Auch viele von uns Ärzten begeben sich hier in Neuland, müssen um- und dazulernen.

Im März 1975 fand in Davos ein Symposion über die »Grenzen der Medizin« statt. Die wichtigsten Ergebnisse möchte ich in drei Thesen zusammenfassen:

1. Aus der wachsenden Einsicht in die Soziogenese von Gesundheitsstörungen lernt der Arzt endlich, auch »politisch« zu denken und zu handeln, das heißt, die eigene und die Not des Patienten in ihren gesellschaftlichen Zusammenhängen und Zwängen zu sehen und gerade dadurch auch die eigenverantwortliche Kooperation des chronisch Kranken zu schätzen.
2. Der Bürger und Patient erfährt – zunehmend verunsichert – die Gefahren des technologisch scheinbar unbegrenzten und pseudoreligiös überforderten Subsystems »Medizin« und wird sich dadurch leichter seiner Eigenverantwortung bewußt.
3. Eine in ihrer bisherigen Entwicklung unvermeidlich »totale« Medizin – die sich in der dritten Phase der Gesundheitsgeschichte (1850 bis 1950) grenzenlos glaubte – erkennt heute ihre ökonomischen, humanen und Effizienzgrenzen und vermag gerade dadurch selbst zur Emanzipationshilfe der therapeutischen Partner zu werden.

Als »Emanzipationshilfe« in diesem Sinne möge auch dieses Buch wirksam werden.

Teil I
Vorbeugen

Anfang der sechziger Jahre untersuchten Ärzte aus westlichen Ländern die Lebensgewohnheiten der Bevölkerung des Himalajastaates Nepal. Zu ihrem Erstaunen fanden sie heraus, daß dieses Land und seine Bewohner von den verbreitetsten Seuchen der westlichen Welt verschont geblieben sind, den Zivilisationskrankheiten. Gerade am Beispiel Nepals, das über Jahrtausende hinweg kaum westliche Einflüsse kannte, ließ sich erkennen, wie gesund der Mensch eigentlich leben könnte.

In einem Land, dessen Bevölkerung von Zauberern, Wunderheilern und Laienpredigern ärztlich betreut wurde, fehlte zum Beispiel ein Leiden völlig, das in unserer westlichen Hemisphäre seit langem unausrottbar scheint: die Parodontose. Diese Krankheit, die mit der Zerstörung des Zahnhalteapparates einhergeht und den Verlust aller Zähne nach sich ziehen kann, war in Nepal unbekannt. Ein überzeugender Beweis dafür, daß ein Zusammenhang zwischen Lebensweise und bestimmten Krankheiten besteht und daß es auf der anderen Seite möglich ist, Krankheiten mit einfachen und natürlichen Mitteln zu bekämpfen – durch eine gesündere Lebensweise. Die nepalesischen Erfahrungen brachten aber noch weitere verblüffende Ergebnisse: In den großen Städten des Landes tauchten mit fortschreitender Zivilisierung auch bei den Ureinwohnern erste Fälle von Parodontose auf. Ein erster Kontakt mit westlicher Kultur bedeutete hier bereits eine schwere Gefährdung der Volksgesundheit.

Wenn allein durch fehlerhafte Ernährung eine Parodontose ausgelöst werden kann, muß auch ihre Bekämpfung durch Änderung der Lebensgewohnheiten möglich sein, folgerten die Wissenschaftler. Und zwar in einem kurzen, überschaubaren Zeitraum. Nächste Schlußfolgerung: Durch intensive Kontrolle und durch Umstellung der Ernährungsgewohn-

heiten muß die Krankheit zum Stillstand und sogar zur Abheilung zu bringen sein. Praktische Versuche bewiesen die Richtigkeit der These. Leider zeigen sich bisher noch viel zu wenige Menschen bereit, die gewonnenen Erfahrungen in ihre Lebensweise einzubeziehen.
Ähnlich verblüffende Erkenntnisse überraschten die Mediziner in einem anderen Land: Auf den Paumotus, einer Inselgruppe in der Südsee, gibt es keine schweren Erkrankungen der Wirbelsäule. Woran das liegt, war schnell herausgefunden: Die Inselbewohner schwimmen sehr viel. Da sie sich ihren Lebensunterhalt durch Fischen und Perlentauchen verdienen, verbringen sie mindestens drei bis vier Stunden täglich im Wasser. Sie leisten damit ihrer Wirbelsäule einen ausgezeichneten Dienst. So findet man hier weder Verkrümmungen der Wirbelsäule wie Skoliose noch Bandscheibenschäden. Selbst angeborene Schäden am Rückgrat bereiten den davon befallenen Einwohnern keine Probleme. Weil sie durch das viele Schwimmen die beste Vorsorge gegen die äußeren Erscheinungen und Symptome derartiger Krankheiten treffen, wissen sie meist von ihrem Leiden nichts.
Von den angeblich so primitiven Völkern der Erde können die Bewohner zivilisierter Länder viel lernen. An ihnen lassen sich die Ursachen der Zivilisationskrankheiten studieren. Überdies geben uns diese Länder Hinweise auf einfache Mittel, Leiden zu bekämpfen und häufig sogar zu heilen. Die Bewohner der modernen Industrienationen müssen sich wieder auf ihre Fähigkeiten besinnen, Symptome rechtzeitig zu erkennen und wirksam dagegen anzugehen. Würden bestimmte Verhaltensformen primitiver Völker auf unsere Lebensgewohnheiten übertragen, so gelänge es fraglos, Krankheiten weitgehend auszuschalten, von denen heute etwa vierzig Prozent der deutschen Bevölkerung befallen sind. Das setzt allerdings die Bereitschaft voraus, manchmal kleine Unbequemlichkeiten in Kauf zu nehmen. Zu den

Das Skelett

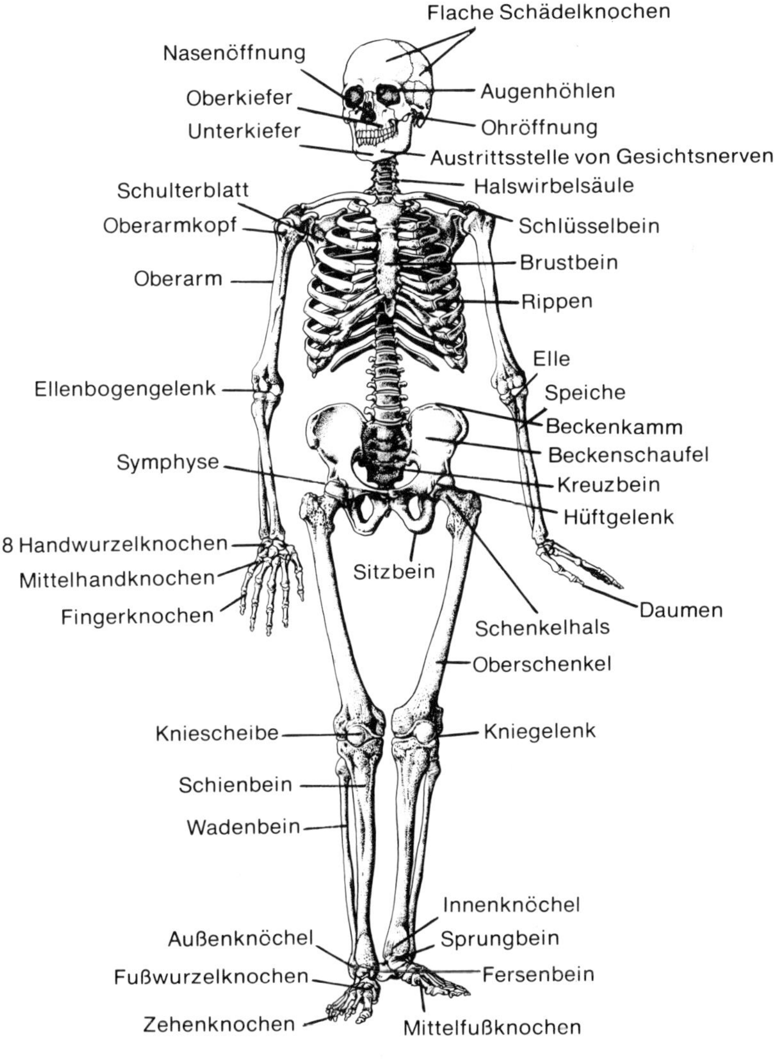
Flache Schädelknochen
Nasenöffnung
Oberkiefer
Unterkiefer
Augenhöhlen
Ohröffnung
Austrittsstelle von Gesichtsnerven
Halswirbelsäule
Schulterblatt
Oberarmkopf
Schlüsselbein
Brustbein
Oberarm
Rippen
Elle
Ellenbogengelenk
Speiche
Beckenkamm
Beckenschaufel
Symphyse
Kreuzbein
Hüftgelenk
8 Handwurzelknochen
Mittelhandknochen
Sitzbein
Fingerknochen
Daumen
Schenkelhals
Oberschenkel
Kniescheibe
Kniegelenk
Schienbein
Wadenbein
Innenknöchel
Außenknöchel
Sprungbein
Fußwurzelknochen
Fersenbein
Zehenknochen
Mittelfußknochen

schädigenden Einflüssen der Zivilisation gehört unter anderem das Prinzip, sich das Leben so angenehm wie möglich zu machen. Die Folgeschäden dieser überschießenden Zivilisation gehen ins Unermeßliche. Das Leben gesundheitsbewußter zu gestalten, muß nicht gleichbedeutend sein mit strengen Einschränkungen. Die notwendigen Änderungen der Lebensgewohnheiten sind erfahrungsgemäß nur in den ersten Tagen und Wochen mühsam. Einmal zur Gewohnheit geworden, erträgt man sie mühelos und unbewußt.

Gesünder leben

Erste Voraussetzung für ein gesünderes Leben ist, sich gründlich mit den wichtigsten Lebensregeln auseinanderzusetzen. Es gilt herauszufinden, welche Fehler zu vermeiden und welche Ziele anzustreben sind. Aus den Erfahrungen, die auf den Paumotus und in Nepal gemacht worden sind, können wichtige Hinweise entnommen werden. Es gilt, sie auf unser Leben zu übertragen und zu analysieren, wo überall wir gegen die Naturgesetze verstoßen.
Seit dem Ende des vorigen Jahrhunderts durchläuft die Medizin eine rasende Entwicklung. Vor dieser Zeit bedrohten vor allem Infektionskrankheiten als weltweite Seuchen unsere Gesundheit. Ihrer Bekämpfung galt die Arbeit der Ärzte und Forscher. Und sie kamen zum Ziel: Von der Entdeckung der Bakterien und Viren als Krankheitserreger bis zur Entwicklung der Antibiotika reichen die Erfolge.

Zivilisationsschäden

Leider machten diese Erfolge den Menschen leichtsinnig. Während man sich noch in dem Gefühl sonnte, die tödliche Bedrohung weitgehend besiegt zu haben, schlich sich durch die Hintertür eine neue Gruppe von Krankheiten ein: Zivilisationsschäden. Die industrielle Entwicklung, vom Menschen geschaffen, droht ihn nun umzubringen. Jede neue Maschine, jede Möglichkeit, das Leben leichter und bequemer zu gestalten, verstärken die Gefahren für Körper und Psyche. Bewegungsarmut in Verbindung mit Überernährung haben die Krankheiten früherer Jahrhunderte ersetzt.

- Mehr als die Hälfte aller Bundesbürger sterben heute an Herzkreislauferkrankungen
- Jeder zweite Erwachsene leidet an einer defekten Wirbelsäule
- 1,5 Millionen Menschen in der Bundesrepublik sind zukkerkrank
- Nur zwei von hundert Menschen haben gesunde Zähne
- Die Zahl der Krebserkrankungen nimmt ständig zu

Niemand kann den Ärzten daraus einen Vorwurf machen. Für die Zivilisationskrankheiten sind wir selbst verantwortlich.
Manche könnten wir heilen, die meisten verhindern – ohne jede ärztliche Hilfe. Obwohl die Ursachen bekannt sind – obwohl durch geringfügige Änderungen unserer Lebensweise unendlich viel für unsere Gesundheit getan werden könnte –, eilen wir blindlings an den warnend erhobenen Zeigefingern vorbei. Erst wenn es zu spät ist, wenn unser Körper, jahrelang mißbraucht, uns plötzlich seinen Dienst versagt, werden wir hellhörig. Doch häufig ist es dann zu spät. Die Gesundheitsschäden können nicht mehr rückgängig gemacht werden.

– Fehlerhafte Ernährung + Bewegungsmangel
    Übergewicht
        Arteriosklerose
            Herz-Kreislaufkrankheiten
                Zusammenbruch des Organismus
                    Tod

Hinzu kommen Begleiterkrankungen, deren Ursachen ebenfalls in unserer zivilen Wohlstandsgesellschaft zu suchen sind.

– Überernährung und Übergewicht durch Zuckerkrankheit

In Ländern mit hohem Lebensstandard erkranken etwa drei Prozent der Bevölkerung am Diabetes mellitus. Er tritt bevorzugt in höherem Lebensalter auf und befällt Frauen fast doppelt so häufig wie Männer. Das hat seinen Grund vor allem darin, daß auch Fettsucht bei Frauen häufiger ist als bei gleichaltrigen Männern. Nicht immer war die Zuckerkrankheit so weit verbreitet. Erst nach 1948, nach der Währungsreform und mit Beginn der Wohlstandswelle, stieg die Zahl steil an.

Zunächst kann ein Teil der Zuckerkrankheiten auf einer gewissen Erbanlage beruhen. Auch bei den Nachkommen von Zuckerkranken muß der Diabetes aber nicht zum Ausbruch kommen. Er tritt erst auf, wenn zur ererbten Krankheitsbereitschaft ein auslösendes Ereignis hinzukommt. So spielen bei jugendlichen Patienten schwere Allgemeinerkrankungen und hochfieberhafte Infekte, bei älteren Menschen Übergewicht und Fettsucht eine Rolle.

Übergewicht bereitet zahlreichen weiteren Krankheiten den Boden. Wichtigste und verbreitetste Stoffwechselkrankheit neben dem Diabetes: die Gicht.

Auch bei ihr kann eine erbbedingte Veranlagung nicht ausgeschlossen werden. Zur bedrohlichen Gesundheitsstörung wird sie aber erst, wenn schwerwiegende Diätfehler hinzutreten. Werden mit der Nahrung zu viele Purinkörper aufgenommen – das sind chemische Bestandteile vieler tierischer Organe –, steigt der Harnsäurespiegel im Blut an. Schließlich erweist sich die Niere als Entgiftungsorgan diesem Ansturm nicht mehr gewachsen. Die überschüssige Harnsäure wird ins Gewebe eingelagert und bewirkt dort schwerste schmerzhafte Funktionsstörungen.

– Gicht kann durch strenge Diät fast stets ausgeheilt werden

Fettsucht verkürzt das Leben. Die weitverbreitete Auffassung »Lieber etwas zu dick als zu dünn« ist grundsätzlich falsch! Das umgekehrte ist richtig. Verstärkte Arteriosklerose, Bluthochdruck, Herzschwäche, Herzinfarkt, Gallenleiden, Krampfadern und Hämorrhoiden – die Statistiken der Lebensversicherungen bestätigen eindeutig, daß dies Folgen der Fettleibigkeit, Wohlstandskrankheiten sind.

Der Kreislauf entscheidet über Leben und Tod

Häufigste Todesursache in Europa ist heute das Versagen des Herz-Kreislauf-Systems als Folge der Arteriosklerose, der Arterienverkalkung. Dabei geht es zunächst nicht um eine Ablagerung von Kalk in den Wänden der Blutgefäße. Viel entscheidender wirkt sich die Einlagerung von Fettstoffen wie Cholesterin und Triglyceriden aus. Fette verhindern den Durchtritt von Nahrungsstoffen und Sauerstoff in das Gewebe. Sie engen den Gefäßquerschnitt ein. Die Folge: mangelhafte Versorgung der Zellen.

So kann die Zelle ihre Funktionsfähigkeit verlieren, im schlimmsten Fall verhungert oder erstickt sie. Jeder Mensch ist der Arteriosklerose früher oder später ausgesetzt. Dennoch hängt es von der individuellen Lebensweise ab, wann die Veränderungen an den Blutgefäßen so stark werden, daß im Gewebe Sauerstoff- oder Nahrungsstoffmängel auftreten. Ständige Überlastung des Körpers mit Fettstoffen aus der Nahrung beschleunigt den Alterungs- und Abnutzungsprozeß unserer Adern beängstigend.

– Übergewicht von 10 % = Herabsetzung der Lebenserwartung um 10 %
– Übergewicht von 15 % = Herabsetzung der Lebenserwartung um 25 %

- Übergewicht von 25 % = Herabsetzung der Lebenserwartung um 50 %

Wer also nur wenige Kilogramm zuviel wiegt, altert vorzeitig und stirbt früher.

Herz und Hirn leiden am stärksten unter Arteriosklerose

Der Herzmuskel braucht für seine ständige mühevolle Pumparbeit gleichmäßige Versorgung mit Sauerstoff und Energie. Durch die Herzkranzgefäße – die Koronarien – wird das Herz am Stoffwechsel beteiligt. Engt die Arteriosklerose den Querschnitt der Arterien ein, gerät die lebensnotwendige Versorgung in Gefahr. Nun genügt ein kleiner Blutpfropfen – ein Gerinnsel –, um sie ganz zum Erliegen zu bringen. Wird ein Teil des Herzmuskels vom Kreislauf abgeschnitten, stirbt er ab. Wenn das betroffene Gefäß einen relativ kleinen Bezirk mit Sauerstoff versorgen muß, besteht für den Patienten die Chance, diesen »Herzinfarkt« zu überleben. Ab einer gewissen Größe aber versagt das Herz, der Tod tritt ein.
Schlimmer noch wirkt sich Sauerstoffmangel auf das Gehirn aus: Unser Denkzentrum macht zwar nur zwei Prozent des Körpergewichtes aus, verbraucht aber 25 Prozent des durch die Lungen aufgenommenen Sauerstoffs. Das Gehirn ist nicht nur das anspruchvollste, sondern auch das empfindlichste Organ. Schon zwei bis acht Sekunden nach Zulieferung ist der Sauerstoff verbraucht. Bleibt der Blutnachschub aus, folgen nach zehn Sekunden die ersten größeren Ausfälle, das Bewußtsein geht verloren. Zwanzig Sekunden später gibt es keine Erregungsabläufe in den betroffenen Nervenzellen mehr. Drei Minuten danach sind bereits weite Teile des Gehirns soweit zerstört, daß sie nie mehr arbeiten können.

Trifft dieser Vorgang nur einen begrenzten Teil des Gehirns, kommt es zum Gehirnschlag. Gedächtnisstörungen und Lähmungen folgen. Nur in seltenen Fällen ist der ausgefallene Teil so klein, daß seine Funktion von anderen Gehirnteilen übernommen werden kann.
Nicht nur ein plötzlicher Gefäßverschluß bedroht unsere Leitzentrale. Symptome einer schleichenden Gefäßwandschädigung zeigen sich in Form von Übererregbarkeit, Nachlassen der Konzentrations- und Merkfähigkeit, Reaktionsgeschwindigkeit und vor allem im Altersstarrsinn, der zur Vereinsamung führt: »Von mir will keiner mehr was wissen, alle lassen mich allein«!
Alle Arterien unseres Körpers neigen dazu, sich zu verhärten und ihren Querschnitt zu verringern, wenn sie von der Arteriosklerose befallen werden. Nicht immer treten die Folgen so augenfällig in Erscheinung wie am Herzen oder im Gehirn. Auch Nieren und Extremitäten zeigen schwerste Funktionsstörungen, wenn Sauerstoffmangel droht. Hier erweisen sich als ebenso gefährlich die unmerklich verringerte Durchblutung und das Nachlassen der Durchlässigkeit der Gefäßwand für Sauerstoff und Gewebsnahrung. Zunächst treten dabei kaum oder überhaupt keine faßbaren Schäden auf. Spätestens dann, wenn das ganze System plötzlich zusammenbricht, weil eine gewisse Mindestversorgung unterschritten wurde, merkt der Patient, daß er unter Arteriosklerose leidet.
Trotz aller Fortschritte der Medizin sind die Ärzte bis heute nicht in der Lage, die schweren Zerstörungen rückgängig zu machen. Eingelagertes Fett und Kalk können nicht mehr entfernt werden. Um so wichtiger ist es, vorzubeugen. Möglichst frühzeitig müssen alle jene Fehler vermieden werden, die zur Gefäßverkalkung führen können. Allein gezielte Diät kann hier Abhilfe schaffen. Nicht »Dummheit frißt, Intelligenz säuft« darf das Motto sein, sondern intelligent essen! Nur Dumme saufen.

Alkohol und Nikotin raffen die halbe Menschheit dahin

Während die Wissenschaftler eindeutig nachweisen, daß Alkohol und Tabak als Wegbereiter unserer Zivilisationskrankheiten gelten können, steigt trotzdem der Pro-Kopf-Verbrauch der Bevölkerung an solchen Genußmitteln. Dennoch sollten unsere geliebten Wohlstandsdrogen nicht völlig verteufelt werden. Es kommt darauf an, eine Art goldenes Mittelmaß einzuhalten. Namhafte Forscher haben gezeigt, daß kleine Mengen Alkohols nicht nur unschädlich sind, sondern an manchen Organen sogar Gutes bewirken können. Wer täglich bis zu fünf Zigaretten raucht und tunlichst auf den »Lungenzug« verzichtet, muß um seine Gesundheit nicht fürchten. Aber wer hat schon soviel Charakter, hier maßvoll zu bleiben? Prof. Dr. G. A. Martini von der Medizinischen Universitätsklinik Marburg hat eine Norm für den zulässigen Alkoholkonsum eines gesunden erwachsenen Menschen pro Tag aufgestellt:

- unschädlich: ein halber Liter Wein (acht Prozent Alkohol)
- bedingt schädlich: ein Liter Wein
- absolut schädlich: zwei und mehr Liter Wein
- stets schädlich: hochprozentige alkoholische Getränke

Diese Norm sollte selbstverständlich nicht als bedingungsloses Gesetz aufgefaßt werden. Sie sollte als ungefähre Richtschnur dienen. Eine der wichtigsten Eigenschaften des Alkohols beruht auf seiner psychischen Wirkung. Er läßt das Leben leichter erscheinen, führt zu einem Gefühl verstärkten Wohlbefindens, er löst Spannungen und Hemmungen und läßt Alltagsprobleme weniger drohend erscheinen. Jedenfalls demjenigen, der die Wohltat des Alkohols mit Maßen zu genießen weiß. Eine Einschränkung ist freilich zu machen: Wer Auto fährt, sollte das absolut nüchtern tun. Unter besonderen Umständen können schon geringe Alkoholmengen die Fahrsicherheit und das Urteilsvermögen beeinträchtigen. Das bewies der STERN-Test (Ausgabe vom 14. Juni 1973), der in Zusammenarbeit mit dem Volkswagenwerk erstellt wurde: »Schon mit 0,6 Promille Alkohol im Blut machten die Testfahrer dreimal so viele Fahrfehler, verursachten dreimal so viele Unfälle wie im nüchternen Zustand.«

Tips für den Umgang mit Alkohol:

- Vor dem ersten Schluck etwas essen. Das verzögert die Aufnahme aus dem Darm
- Niemals vor dem Autofahren trinken
- Stets den ganzen Abend beim gleichen Getränk bleiben
- Wer Whisky, Gin oder andere scharfe Sachen mit Sprudel vermischt, trinkt nicht weniger. Die Kohlensäure beschleunigt sogar die Aufnahme in die Blutbahn

Warnung an alle Raucher

- Wer unbedingt rauchen will, sollte alle Zigaretten höchstens zur Hälfte aufrauchen
- Mehr als 5 Zigaretten in 24 Stunden sind gefährlich
- Gar nicht rauchen ist besser als wenig rauchen
- Zigarettenraucher bekommen zehnmal häufiger Lungenkrebs als Nichtraucher
- Zigarrenraucher bekommen fünfmal häufiger Lungenkrebs als Nichtraucher
- Pfeifenraucher bekommen dreimal häufiger Lungenkrebs als Nichtraucher

Die Tablette als Zwangsjacke

Der Düsseldorfer Neurologe Professor Eberhard Bay kommentierte den Medikamentenmißbrauch als »Gebrauchsgegenstand des täglichen Lebens, der sozusagen in den Bereich der täglichen Körperpflege übergegangen ist«. Noch deutlicher formulierte es Dr. Eduardo Krapf von der Weltgesundheitsorganisation: »Allzu viele Menschen nehmen heute Anregungs- und Beruhigungsmittel wie Schokolade ein. Auf manchen Gesellschaften werden sie herumgereicht wie Erdnüsse. Es soll Leute geben, die ihre Cocktails mit solchen Pillen mischen!«

Die Tablette als chemotherapeutische Stütze ist nur Fassade, ist die Illusion vom problemlosen Dasein und damit eine folgenschwere Täuschung. Sie verdeckt momentan die Einsamkeit des Menschen und verhilft ihm zu einer scheinbaren Lebenserleichterung. Letztlich verstärkt das Medikament aber den Bannkreis der Unsicherheit und führt über den Trieb zur Sucht. Fast unübersehbar erscheint die Zahl der gefährlichen Nebenwirkungen, die als Folge langdauernden Tablettenmißbrauchs im Körper auftreten können:

Beruhigungsmittel: Ermüdung, Senkung des Intelligenzniveaus, Suchtgefahr, Schlaflosigkeit, Schwindel, Erbrechen, Schlafstörungen, Krämpfe

Schlafmittel: Sucht, Hemmung des Atemzentrums, Bewußtlosigkeit, Leberzellenschäden, Nierenschädigungen

Aufputschmittel: Schlaflosigkeit, Sucht, Geisteskrankheiten, Blutdrucksenkung, Depression, Herzklopfen

Schmerzmittel: Sehstörungen, Schwindel, Blutarmut, Schlaflosigkeit, Kreislaufstörungen, Nieren- und Leberschäden, Magenschleimhautschäden bis zum Geschwür

Tip:

– In Verbindung mit Alkohol Gefahr: Die Wirkungen mancher Medikamente und Alkohol potenzieren sich

– Nehmen Sie nur Medikamente, wenn sie vom Arzt ausdrücklich verordnet sind
– Nehmen Sie Medikamente genauso, wie sie vom Arzt verordnet sind
– Fragen Sie Ihren Arzt stets nach möglichen Nebenwirkungen

Bewegung tut not

In den Vereinigten Staaten, etwa 200 Kilometer westlich von New York, lebt eine kleine Bevölkerungsgruppe, die Pennsylvanian Dutch, eine streng religiöse Sekte, deren Gesetze jede Modernisierung und Zivilisierung verbieten. Auto und Straßenbahn, Gas und Motor sind verpönt. Sogar der elektrische Strom gilt als Teufelswerk. Durch die Straßen ihrer Dörfer und Städte rollen Pferdewagen. Die Pennsylvanian Dutch leben im wesentlichen wie im Mittelalter. Man könnte daraus schließen, daß bei dieser isolierten Volksgruppe ein besonders hoher Gesundheitsstandard herrschen müßte. Das ist nicht der Fall. Die Pennsylvanian Dutch sind fast genau so häufig krank wie die anderen Amerikaner; sie lehnen den Sport ab, der im auslaufenden 19. Jahrhundert als Ausgleich zu neuer Blüte kam.
Schon seit langem überließ der Mensch körperlich schwere Arbeit Tieren, zum Beispiel Pferden und Ochsen. Zu einem Zeitpunkt, als durch die Erfindung von Dampfmaschine und Benzinmotor unermeßliche Schäden für die Gesundheit drohten, wurde eine Idee wiedergeboren, die einen natürlichen Ausgleich für Bewegungsarmut anbot. Je mehr sich Erfindungen wie Aufzug und Rolltreppe, Skilift und Untergrundbahn zunehmender Beliebtheit erfreuten, desto mehr Menschen schlossen sich Wandergruppen und Sportvereinen an. Als Antwort auf die »technische Erschließung« der Alpen durch Skilifte entwickelte sich der Skilanglauf zum Volkssport. Selbst das gute alte Fahrrad, vom Moped lange

verdrängt, erlebt jetzt einen ungeahnten Aufschwung. Es scheint fast so, als suche sich der Mensch auf dem Höhepunkt einer Gefahr aus einem Urinstinkt heraus seinen natürlichen Ausgleich.
Alle Wege, Bewegungsarmut auszugleichen, werden immer noch zu wenig genutzt. Viele Menschen erkranken nur deshalb, weil sie die Bequemlichkeit zu sehr schätzen. Was das Übergewicht nicht schafft, erreicht die Faulheit. Das Grundgerüst unseres Körpers besteht aus Skelett, Gelenken, Muskeln und Bändern. In engem Zusammenhang damit stehen Herz, Lunge, Kreislauf und Blutgefäße. Diese Organe brauchen Bewegung, um gesund und jung zu bleiben. Im Gegensatz zur Maschine zeichnen sie sich durch einen wesentlichen Unterschied aus:
– Geringe Benutzung führt zu frühzeitigem Nachlassen
– Belastung hält leistungsfähig und jung

Testen Sie sich, prüfen Sie, ob Sie beweglich genug sind!
– Kommen Sie außer Atem oder spüren Sie Herzklopfen, sobald Sie zu Fuß in das vierte Stockwerk eines Hauses steigen?
– Ringen Sie nach fünfhundert Metern Dauerlauf um Luft?
– Sind Sie nach hundert Metern gleichmäßigem, kräftigem Schwimmen vollkommen ausgepumpt?
– Erreichen Sie mit den geschlossenen Fäusten nicht den Boden vor den Füßen, wenn Sie bei gestreckten Knien eine Rumpfbeuge machen?
– Kommen Sie nach dem fünften Liegestütz nicht mehr mit der Brust vom Boden hoch?
– Steigt nach 10 schnellen Kniebeugen Ihre Pulszahl auf über hundert an?

Wenn Sie eine dieser Fragen mit »Ja« beantworten müssen, brauchen Sie mehr Bewegung.

Bewegung und Blutdruck – Druck erzeugt Gegendruck

Einen guten Überblick über Belastbarkeit und Funktionsfähigkeit des Organismus gibt uns der Blutdruck. Die beiden gemessenen Werte – der systolische und der diastolische Wert –, besonders aber ihr Verhältnis zueinander, zeigen dem Arzt, ob Konditionsmängel bestehen oder Krankheiten drohen. Die Differenz zwischen den beiden Meßdaten läßt Rückschlüsse auf die Elastizität der Aorta, der großen Blutschlagader, zu. Zeigt sich, daß eine beginnende Arteriosklerose die Dehnbarkeit der größten Arterie unseres Körpers einschränkt, läßt sich das ohne weiteres auf alle übrigen Arterien übertragen.

Blutdruck-Normalwerte

– Systolischer Druck = Druck während der Pumpphase

Mindestwert:	110 mm Hg	
Höchstwert:	20 Jahre	– 130 mm Hg
	30 Jahre	– 135 mm Hg
ab	40 Jahre	– 140 mm Hg

Über 140 mm Hg sollte der systolische Wert nicht ansteigen. Wichtig: Besser zu niedrig als zu hoch.

– Diastolischer Druck = Druck während der Ansaugphase
Faustregel: Zwischen 65 mm Hg und 80 mm Hg

Höchstwerte:	20 Jahre	– 70 mm Hg
	30 Jahre	– 75 mm Hg
	40 Jahre	– 80 mm Hg
	50 Jahre	– 85 mm Hg
	60 Jahre	– 90 mm Hg

Über 90 mm Hg sollte der diastolische Wert niemals anstei-

gen. Wichtig: Der Abstand zum systolischen Wert sollte mindestens 30 bis 40 mm Hg betragen.
Diese Werte gelten für Messungen im Sitzen ohne vorhergehende Belastung. Nach zehn schnellen Kniebeugen darf der systolische Meßwert um 20 bis 30 mm Hg ansteigen. Der diastolische Meßwert sollte leicht, das heißt um 10 bis 20 mm Hg absinken.
Steigt der Blutdruck, vor allem aber der diastolische Druck, stärker als oben angegeben an, ist eine gründliche ärztliche Untersuchung von Herz und Kreislauf notwendig. Für den Bluthochdruck können folgende Krankheiten verantwortlich sein: Arteriosklerose, Herzkrankheiten, chronische Nierenerkrankungen, schwere Hormonstörungen der Schilddrüse, Einschränkung der Nierendurchblutung und – wie neueste Forschungen gezeigt haben – psychische Krankheiten, die mit ständiger Übererregbarkeit einhergehen.
Fast jede Art sportlicher Betätigung erhöht die Elastizität unserer Gefäße. Fraglos wäre es am besten, wenn jeder von frühester Kindheit an täglich Sport treiben würde. Dadurch könnten die Herz-Kreislauf-Krankheiten, heute häufigste Todesursache in Deutschland, auf einen Bruchteil ihrer jetzigen Zahl verringert werden.

Die Blutdruckschwächlinge

Ungefähr die Hälfte aller Bundesbürger unter dreißig Jahren, vor allem das weibliche Geschlecht, klagt fast ständig über Beschwerden, deren Ursachen in zu niedrigem Blutdruck zu suchen sind. Von Schwäche, Schwindel, Müdigkeit und Sehstörungen bis zum Kreislaufkollaps mit Ohnmacht reicht die Palette der Symptome. Als Hilfe bietet die pharmazeutische Industrie Tabletten an, die eine künstliche Blutdrucksteigerung bewirken sollen. Dabei würden so natürliche Maßnahmen wie Sport und Gymnastik genügen, diese »Jungmädchenkrankheit«, wie sie von manchen Ärzten genannt wird, für immer auszuheilen – ohne die auf die Dauer giftigen Medikamente. Zeichen für zu geringen Blutdruck:

- Schwindel und Schwäche nach dem morgendlichen Aufstehen
- Schwindel und Schwärze vor den Augen bei ruckartigem Erheben des Oberkörpers nach längerem Liegen oder Sitzen
- Leistungsknick um zehn Uhr vormittags
- Extremes Schlafbedürfnis nach Mahlzeiten

Und so können Sie sich selber helfen:

- Morgens nach dem Aufstehen zehn Minuten Gymnastik am offenen Fenster: Rumpfbeugen, Kniebeugen, Armkreisen, Bodengymnastik
- Nicht-Benutzen von Aufzügen in Hochhäusern
- Zweimal täglich zehn Minuten Dauerlauf
- Dreimal wöchentlich eine halbe Stunde Schwimmen
- Zweimal täglich eine kalte Dusche

Was von Fitnessprogrammen zu halten ist

»Geteiltes Leid ist halbes Leid« kann auf Sport und Spiel gleichermaßen angewandt werden wie auf jede andere Situation, die mit Belastung verbunden ist. Es liegt nicht jedermann, sich morgens und abends im Trainingsanzug auf einen einsamen Dauerlauf zu begeben. In der Gruppe fällt Anstrengung leichter. Um die notwendigen körperlichen Ausgleichsübungen reizvoller zu gestalten, haben die Sportmediziner Fitnessprogramme erstellt. Auf den Trimm-Dich-Strecken und Vita-Parcours werden von Körper und Psyche Aufgaben gefordert, die in alle Abläufe Wettbewerbscharakter einbringen und zu wettkampfartigem Vergleich anspornen. Der Besuch derartiger Sportstätten mit der Familie oder mit Freunden und Arbeitskollegen führt zu einer spielerischen Belastung des Organismus. Die Gruppe kontrolliert Leistungen gegenseitig und steigert damit das Durchhaltevermögen. Und der Vergleich mit dem Partner setzt die Leistungsgrenzen höher. Außerdem wurden die Fitnessprogramme von Sportärzten so durchdacht und geplant, daß sie den Körper in optimaler Weise belasten, ohne gefährliche Fehl- oder Übereinschätzungen der eigenen Kraft zu erlauben. Bevor jedoch nach jahrelanger Bewegungsarmut ein Fitnessprogramm in Angriff genommen wird, sollte eine gründliche Untersuchung durch den Hausarzt erfolgen. Nur er kann feststellen, in welchem Umfang Sport möglich ist, ohne die Gesundheit zu gefährden.

Achtung: Vor »Kraftakten« Untrainierter ist jedoch dringend zu warnen, da die Folgen oft verhängnisvoll sein können. Unter ungünstigen Umständen können sie vom Muskelriß bis zum Infarkt reichen.

Welche Sportart ist gesund?

Diese Frage ist mit einem einzigen Satz zu beantworten: Gesund ist alles, was Sie einmal am Tag kräftig ins Schwitzen und außer Atem bringt. Wir haben es uns abgewöhnt, über unseren Körper und dessen Forderungen an eine regelmäßige Auslastung nachzudenken.
Der gesündeste und vernünftigste Sport für jedermann ist Schwimmen. Sein Wert als Trainer für alle Muskeln, Sehnen und Gelenke, vor allem aber auch für Herz, Kreislauf und Lunge, wird von keinem Mediziner bestritten. Nur im Wasser erreichen wir einen der Schwerelosigkeit ähnlichen Zustand. Das bewirkt, daß die Wirbelsäule vollständig entlastet wird. Sie kann sich vorübergehend von ihrer mühevollen Tragearbeit erholen. Die durch unser Gewicht zusammengepreßten Bandscheiben dehnen sich aus und rücken

wieder an ihren Stammplatz zurück. Bei keiner Sportart werden so viele Muskeln beansprucht wie beim Schwimmen. Herz und Lunge werden gleichmäßig, aber intensiv gezwungen, zwei Drittel ihrer Kapazität auszulasten, um die notwendige Muskelarbeit zu sichern. Während des Aufenthaltes im Wasser wird die Haut kräftig durchblutet, alle Kapillaren müssen mithelfen, Sauerstoff ins Gewebe zu transportieren und den notwendigen Wärmeausgleich zwischen Wasser und Körperinnerem zu gewährleisten. Der Wasserdruck auf der Haut massiert Venen und Muskeln und erleichtert den Rücktransport des Blutes zum Herzen.

– Wer täglich eine halbe Stunde lang intensiv schwimmt, hält Herz und Kreislauf in Schwung und die Wirbelsäule gesund

Nicht nur Müller müssen wandern

Ausgedehnte Spaziergänge, Waldlauf, Skilanglauf und Radfahren sind als Ausgleichssport hervorragend geeignet. Skelett und Muskeln werden gleichmäßig belastet, aber nicht überlastet. Darüber hinaus entspannen Sie sich und schöpfen neue Kräfte. Das macht diese mehr ruhigen Bewegungsformen besonders wichtig. Nach einem Alltag zwischen Beton und Maschinen verlangt auch unser Geist nach Erholung. Der Eindruck von freier Natur und der Schönheit der Landschaft baut das seelische Gleichgewicht wieder auf, läßt Enttäuschungen vergessen und erzeugt Freude und Lebensmut. Auch hier verstärkt die Gruppe die angestrebte Wirkung. Während einer Wanderung lassen sich Probleme aller Art im Gespräch klären und beseitigen. Der zwischenmenschliche Kontakt, das Verhältnis zur Familie und zu Freunden kann vertieft und verbessert werden.

Gleichzeitig holt sich die Lunge aus der abgasfreien reinen Luft den notwendigen Ausgleich für den Smog unserer Städte und Arbeitsplätze.

Das menschliche Gehirn

Gehirnschlag: Ein Hirnteil wird vom Blutstrom abgeschnitten und stirbt ab.

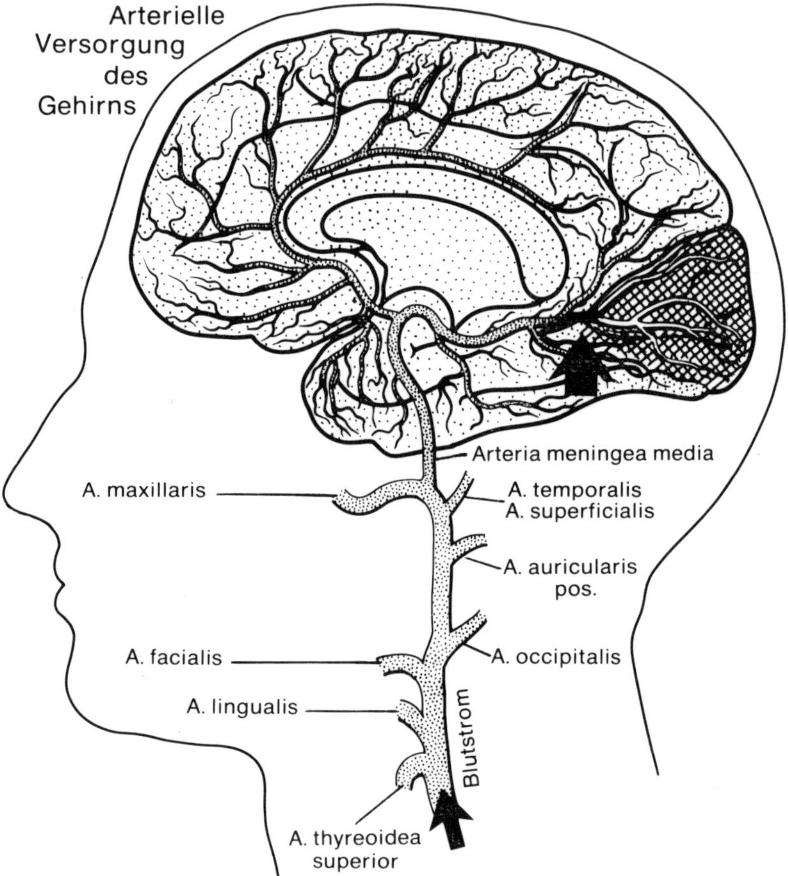

Das menschliche Gehirn

Gehirnschlag: Beispiele für Funktionsausfälle je nach betroffenem Gebiet und nach betroffener Seite.

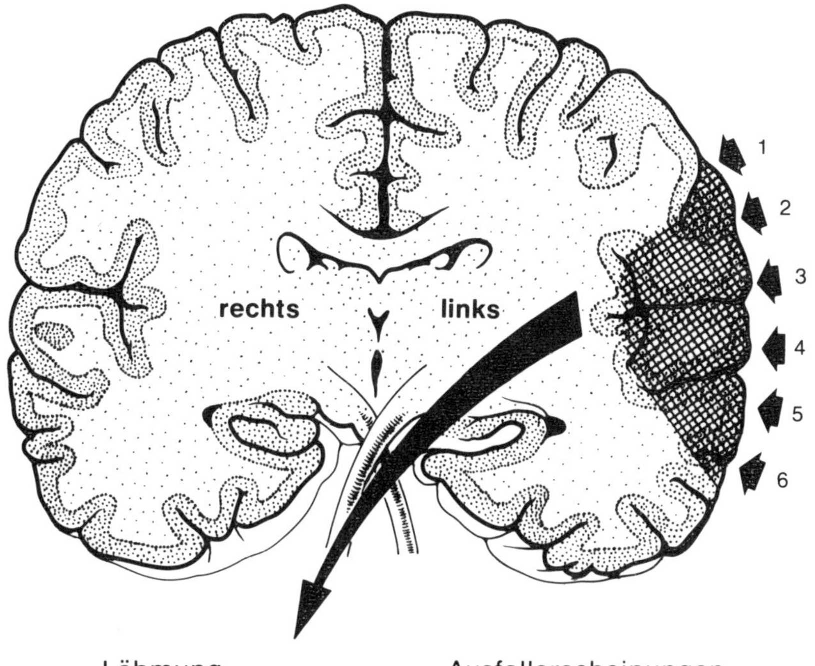

Lähmung
auf der *rechten*
Körperseite

Ausfallerscheinungen
in der
linken Gehirnhälfte

1 = Ortsgedächtnis. 2 = Blickbewegung nach unten. 3 = Gesichtsfeld unterer Quadrant. 4 = Gesichtsfeld oberer Quadrant. 5 = Blickbewegung nach oben. 6 = Farben — räumliches Sehen.

Tips für Wanderer und Radfahrer beim Ausflug:

- Versuchen Sie, die freie Natur auf dem nächsten Weg zu erreichen
- Sind Sie Raucher, sollten Sie hier auf Nikotin zu verzichten versuchen. Schaffen Sie das nicht, rauchen Sie nur bei der Rast
- Wenn Sie in ein Lokal einkehren, nehmen Sie reichlich Flüssigkeit zu sich und gleichen Sie einen durch das Schwitzen bedingten Salzverlust aus
- Vermeiden Sie auf jeden Fall mittags Alkohol
- Beschränken Sie sich bei der Rast stets auf kleine, leichte Mahlzeiten
- Ihre Kleidung muß den Witterungsbedingungen angepaßt sein. Nicht mit freiem Oberkörper wandern oder radeln
- Legen Sie bei Wanderungen kurze Zwischenspurts ein. Zum Beispiel: Einen Kilometer wandern, einhundert Meter Dauerlauf, danach (ohne stehenzubleiben) tief durchatmen und weiter wandern
- Legen Sie unterwegs Atemübungen ein: Nach jedem Kilometer bei zehn Atemzügen so tief ausatmen wie möglich. Pressen Sie auch den letzten Rest Luft aus der Lunge

Heimtrainer – Notbremse für Menschen ohne Zeit

Leider glauben allzuviele, aus beruflichen oder privaten Gründen keine Zeit für den notwendigen Ausgleichssport zu haben. Gerade diesen Menschen droht Gefahr. Hier kann ein Gymnastikgerät für den Heimsport, ein Zimmerfahrrad oder Trockenrudergerät etwa, Abhilfe schaffen. Meist sind diese Geräte mit einer Uhr und einem Belastungsgradmesser ausgerüstet. Dadurch wird die geforderte Leistung in der Zeiteinheit genau dosiert. Gleichmäßige Steigerung ermöglicht bis zu einem gewissen Grade einen

Ausgleich der Bewegungsarmut. Jeden Morgen nach dem Aufstehen und jeden Abend vor dem Schlafengehen fünfzehn Minuten Training helfen die Gesundheit zu erhalten und steigern die Kondition. Denken Sie aber immer daran, während des Trainings die Fenster weit zu öffnen. Besser: Stellen Sie das Gerät auf den Balkon oder in den Garten, damit Sie frische Luft in die Lungen bekommen. Einen wirklichen Ersatz für Sport bedeuten Zimmerfahrrad und Trockenruderer jedoch nicht.
Ein Tip für Antisportler: Auch Tanzen kann als eine Art Ausgleichssport dienen. Eine halbe Stunde Walzer bedeutet für den Körper den Verbrauch von 100 Kalorien. Wer einmal länger getanzt hat, weiß, daß man dabei nicht nur ins Schwitzen, sondern auch ganz schön außer Atem kommen kann. Gerade die modernen Tänze nehmen unsere Kondition stark in Anspruch.

Bewegung im Alltag

Viele technische Errungenschaften haben eine unnötige Bewegungsarmut in unser tägliches Leben gebracht. Wer seinen Tagesablauf kritisch überdenkt, findet manche Möglichkeit, ohne wesentlichen Zeitaufwand für körperlichen Ausgleich zu sorgen.

- Gehen Sie zu Fuß zum Bäcker, zum Zeitungskiosk, zum Milchmann
- Lassen Sie Ihr Auto stehen, wenn Strecken unter zwei Kilometer Länge zurückzulegen sind
- Überlegen Sie, ob sich Ihr Arbeitsplatz nicht mit dem Fahrrad erreichen läßt. Die meisten Erkältungen und Grippen werden übrigens bei der Benutzung öffentlicher Verkehrsmittel übertragen
- Suchen Sie sich rund um Ihren Wohnsitz Naherholungsgebiete und machen Sie dort am Wochenende einen mindestens zweistündigen Spaziergang

Ein Tip für diejenigen, welche an ihrem Durchhaltevermögen zweifeln: Kaufen Sie sich einen Hund. Er wird Sie merken lassen, zweimal täglich spazierengeführt werden zu wollen. Ein Hund braucht viel Bewegung. Auf die Dauer erweist er sich als wertvoller »Trimm-Dich-Gefährte«, der Ihnen das Wandern zur Freude macht.

Unfallgefahr für Untrainierte

Wer über einen langen Zeitraum hinweg seinen Körper und dessen Bedarf an Belastung vernachlässigt hat, darf keinesfalls ohne Vorbereitung ein intensives Sportprogramm beginnen. Unbelastete Muskeln, Gelenke und Knochen verlieren im Laufe der Zeit ihre Elastizität. Wird der starre Muskel überspannt, kann er reißen. Er verliert seine Haltefunktion für die benachbarten Gelenke. Eine schwere Überdehnung der Bänder oder sogar eine Verrenkung ist häufig die Folge. Es gilt daher, langsam und gleichmäßig mit einem Leistungsprogramm zu beginnen, das die unvorbereiteten Körperorgane stufenweise zu ihrer natürlichen Funktion und Belastbarkeit zurückführt. Besonders deutlich wird dies etwa beim Skisport, der jedes Jahr viele tausend schwere Verletzungen verursacht. Nach einer arbeitsamen Woche am Schreibtisch stürzen sich Hunderttausende in Bergbahnen, Lifte und Skiloipen, ohne vorher Gymnastik betrieben zu haben. Nach kurzer Zeit kommt es zur Ermüdung. Der Stufe der Verkrampfung folgt gegen Mittag plötzlich ein Leistungsknick, die Beherrschung der Skier und ihrer Geschwindigkeit läßt nach. Schwerste Stürze mit allen daraus folgenden Verletzungen sind das traurige Ergebnis. Eine sorgfältig und regelmäßig durchgeführte Skigymnastik schafft mit die Voraussetzungen dafür, daß ein Skiwochenende nicht mit einem Gipsbein oder Schlimmerem endet.

Tips für Neulinge:
- Muten Sie Ihrem Körper nicht gleich am ersten Tag extreme Belastungen zu
- Wärmen Sie sich auf, bevor Sie mit dem eigentlichen Sport beginnen
- Überlegen Sie sich genau, was Sie wirklich können. Gerade im Gebirge besteht oft die Gefahr, daß Sie gezwungen sind, weiterzumachen, obwohl Sie eigentlich schon lange nicht mehr „können"
- Scheuen Sie sich nicht, rechtzeitig aufzugeben

Ernährung

Vierzig Prozent aller Bundesbürger leiden an Übergewicht. Diese traurige Bilanz läßt den Schluß zu, daß die Hauptursachen der meisten Zivilisationskrankheiten in falscher Ernährung zu suchen sind. Andere Umwelteinflüsse wie Luftverpestung, Lärmbelästigung und Streß spielen im Vergleich dazu eine untergeordnete Rolle.
Wer als erwachsener Mensch zu dick ist, trägt die Schuld daran nicht allein. Die Neigung zur Fettleibigkeit wird schon in frühester Kindheit geprägt. Manche Forscher behaupten, bereits das Eßverhalten der Mutter während der Schwangerschaft nehme Einfluß auf den Nahrungsmittelbedarf des ungeborenen Kindes und beeinflusse so sein ganzes Leben. Während man früher annahm, die werdende Mutter müsse „für zwei essen", gilt heute die Faustregel, daß während der Tragzeit eine Gewichtszunahme von fünfzehn Pfund nicht überschritten werden darf. Nach der Geburt, in den ersten Lebensjahren des Kindes, muß seine Ernährung sorgfältig geplant werden. Das „dicke" Kind ist nicht zwangsläufig das „gesunde" Kind. Früher neigten Eltern und Großeltern dazu, Kinder und Enkel zu überfüttern, in der Meinung, ihnen damit einen Gefallen zu tun. Moderne Forschungen haben bewiesen, daß das Gegenteil richtig wäre.

Gewohnheit ist der schlimmste Koch

Eßgewohnheiten werden durch die Umwelt geprägt. Grundsätzlich trägt jeder Mensch den Instinkt in sich, nur soviel Nahrung aufzunehmen, wie er zur Erhaltung seiner Lebensfunktionen braucht. Erst seine Mitmenschen üben einen schlechten Einfluß auf sein Eßverhalten aus. Wer etwa zuläßt, daß sein Kind ständig Süßigkeiten bekommt, erzieht ihm durch eine übermäßige Zufuhr von Kohlehydraten eine verstärkte Insulinproduktion an. Das Insulin, ein Hormon der Bauchspeicheldrüse, ermöglicht die Verwertung des Zuckers und senkt den Blutzuckerspiegel. Folgen zu hohen Insulingehaltes im Blut sind ein lebenslanger Bedarf an Kohlehydraten, um den Blutzucker auf der notwendigen Höhe zu halten. Das daraus erfolgende Überangebot an Energie kann nicht verwertet werden und wird als Fett in den Depots eingelagert. Resultat: Fettleibigkeit.
Auch die überfüllten Schaufenster der Lebensmittel- und Feinkostgeschäfte, eine mehr als appetitanregende Werbung und die Lebensregeln unserer Leistungsgesellschaft, wonach gutes Essen als Beweis für Wohlstand und sozialen Rang gilt, fordern ständig zu unnötiger Nahrungsaufnahme auf.
Ein weiteres Problem steigert die schädlichen Folgen unnötiger Nahrungsaufnahme: Durch die zunehmende Automatisierung wird heute die meiste Schwerarbeit von Maschinen besorgt. Auto, Flugzeug, öffentliche Verkehrsmittel und Aufzüge ersparen dem Körper Bewegung.
Fettleibigkeit ist jedoch nicht nur ein rein körperliches Problem. Ihr überschießender Hunger kann als Fehlreaktion gedeutet werden, deren Hintergrund in der Kindheit zu suchen ist. Der Säugling kennt in den ersten Lebenstagen und Wochen ein unangenehmes Gefühl: *Hunger.* Das ist ihm unbehaglich. Seine Reaktion besteht im Weinen und Schreien. Daraufhin gibt ihm die Mutter zu essen. Das Baby

beruhigt sich und schläft satt und zufrieden ein. Sein »Problem« ist gelöst. Nun bildet sich ein Reflex, Probleme durch Nahrungsaufnahme zu lösen. Dieser Reflex wird im Laufe der Jahre immer stärker. Er hat zur Folge, daß auch der Erwachsene dazu neigt, Schwierigkeiten durch häufige üppige Mahlzeiten lösen zu wollen. Es gehört viel Kraft dazu, mit einem so tiefverwurzelten Reflex fertig zu werden.

Hormonell bedingte Fettleibigkeit ist so außergewöhnlich selten, daß sie für nahezu einhundert Prozent aller Übergewichtigen ausgeschlossen werden kann. Eben diese Ausrede benutzt aber die Mehrzahl der Übergewichtigen. Der berühmte Kaffeetanten-Spruch, »Ich brauche den Kuchen bloß anzusehen, um davon dick zu werden«, ist Selbstbetrug.

Jeder Erwachsene sollte anhand einer Ernährungstabelle sein Normalgewicht feststellen. Anschließend muß er den täglichen Kalorienbedarf ermitteln. Als nächstes erfolgt eine gründliche Information über den Nährwert – das entspricht in etwa dem Kalorienwert – der einzelnen Grundnahrungsmittel und Getränke.

Tips für Übergewichtige:

- Setzen Sie sich ausführlich mit den körperlichen und psychischen Gründen für Fettleibigkeit auseinander. Fragen Sie sich bei jedem Grund, ob er vielleicht für Sie zutreffen könnte
- Gestehen Sie sich ein, daß Sie selbst die Hauptschuld an Ihrem Speck tragen
- Kontrollieren Sie schriftlich über mehrere Tage, was Sie in welchen Mengen während eines Tages zu sich nehmen
- Führen Sie gleichzeitig Buch über die körperliche Tätigkeit während des gleichen Zeitraumes
- Wenn Sie selbst nicht weiterkommen, besprechen Sie Ihren Tagesablauf und Ihre Eßgewohnheiten mit dem Hausarzt
- Stellen Sie regelmäßig auf derselben Waage Ihr Gewicht fest

Normalwert-Tabelle Männer

Größe in cm	Idealgewicht in kg leichter	mittlerer	schwerer Körperbau
157	50	53	56
158	51	53	57
159	51	54	58
160	52	54	58
161	52	55	59
162	53	55	59
163	53	56	60
164	54	57	60
165	54	57	61
166	55	58	61
167	55	58	62
168	56	59	62
169	57	59	63
170	57	60	64
171	58	61	65
172	59	62	66
173	60	62	66
174	60	63	67
175	61	64	68
176	62	64	69
177	62	65	69
178	63	66	70
179	64	67	71
180	65	67	71
181	65	68	72
182	66	69	73
183	67	69	74
184	67	70	75
185	68	71	75
186	69	72	76
187	70	72	77
188	70	73	78
189	71	74	79
190	72	75	80
191	72	76	81
192	73	77	81
193	74	78	82
194	75	78	83
195	75	79	84

Normalwert-Tabelle Frauen

Größe in cm	Idealgewicht in kg leichter	 mittlerer	 schwerer Körperbau
148	42	43	47
149	42	44	47
150	42	44	48
151	43	45	48
152	43	45	49
153	43	46	49
154	44	46	50
155	44	47	50
156	45	47	51
157	46	48	51
158	46	48	52
159	47	49	53
160	47	49	53
161	48	50	54
162	48	51	54
163	49	51	55
164	49	52	55
165	50	52	56
166	50	53	57
167	51	54	58
168	52	54	58
169	52	55	59
170	53	56	60
171	54	56	60
172	54	57	61
173	55	58	62
174	56	59	63
175	57	59	63
176	57	60	64
177	58	61	65
178	59	61	65
179	59	62	66
180	60	63	67
181	61	64	68
182	62	64	69
183	62	65	69
184	63	66	70
185	64	66	70

Tabelle zur Feststellung des ungefähren
täglichen Kalorienbedarfes

Mittlere Kalorienzahl pro 24 Stunden für verschiedene Tätigkeiten:

bei niedrigem Sollgewicht: (50–60 kg)

leichte Arbeit (Schreibtisch etc.)	1500–1800 Cal./Tag
mittelschwere Arbeit (Monteur, Hausfrau)	1800–2000 Cal./Tag
schwere Arbeit (Tiefbau, Eisenbieger)	2000–2800 Cal./Tag

bei mittlerem Sollgewicht: (60–70 kg)

leichte Arbeit	1800–2000 Cal./Tag
mittelschwere Arbeit	2000–2200 Cal./Tag
schwere Arbeit	2500–3000 Cal./Tag

bei hohem Sollgewicht:

leichte Arbeit	2000–2200 Cal./Tag
mittelschwere Arbeit	2500–2800 Cal./Tag
schwere Arbeit	2800–3200 Cal./Tag

Kalorienwerttabelle (1 Kalorie entspricht 4,18 Joule)

Zahlen entsprechen 100 g eßbarer oder trinkbarer Menge (wenn nicht anders vermerkt)

Fleisch

o	Ente	326	o	Kotelett	164
o	Gans	354	x	Herz	124
x	Hase	103	x	Hirn	122
x	Huhn (gebraten)	138	x	Leber	140
			x	Niere	132
	Kalb:		x	Zunge	130
o	Schlegel	190	x	Kaninchen	159

o erschwert Abnahme x erleichtert Abnahme

	Lamm:	
o	Schlegel	239
x	Reh	124
	Rind:	
x	Filet	122
o	Lende	243
o	Corned-Beef	216
x	Herz	128
x	Hirn	120
x	Leber	136
x	Niere	130
o	Zunge	207
	Schwein:	
x	Filet	168
o	Kamm	351
o	Kotelett	341
o	Schinken (roh)	345
o	Schinken (gekocht)	269
o	Schinken (geräuch.)	389
o	Speck (durchw.)	625
x	Herz	117
x	Leber	131
x	Niere	120
o	Truthahn	218
	Wurstwaren:	
o	Jagdwurst	302
x	Frankfurter	256
o	Salami (deutsch)	524
x	Weißwurst	241
o	Teewurst	430
x	Leberwurst (mager)	268
o	Leberwurst (fett)	440
x	Blutwurst	463
x	Kalbsbratwurst	ca. 300
x	Fleischwurst	254

Fisch

o	Aal	285
x	Austern	68
x	Barsch	66
x	Forelle	101
x	Heilbutt	126
o	Hering	243
x	Kabeljau	78
o	Karpfen	145
o	Kaviar	262
x	Krabben (in Dose)	101
o	Lachs	208
x	Miesmuscheln	76
x	Rotbarsch	108
o	Ölsardinen	311
x	Schellfisch	79
o	Thunfisch (in Dose)	290

Gemüse

x	Blumenkohl	27
x	Bohnen	32
o	Bohnen (weiß)	338
o	Erbsen	84
x	Grünkohl	38
x	Gurken	13
o	Karotten/Möhren	40
o	Kartoffeln (3 kleine)	85
o	Kartoffelchips	568
x	Kohlrabi	29
x	Kopfsalat	14
x	Kresse	19
x	Kürbis	15

o erschwert Abnahme x erleichtert Abnahme

o Linsen	340
o Mais	96
x Rhabarber	16
x Rosenkohl	47
x Sauerkraut	18
o Schwarzwurzeln	77
x Sellerieknollen	40
x Spargel	21
x Spinat	26
x Tomate (1 mittelgr.)	9
x Wirsingkohl	31
x Zwiebeln	38

Pilze

x Champignons	22
x Pfifferlinge	21
x Steinpilze	31

Nüsse

o Erdnüsse (geröstet)	582
o Haselnüsse	627
o Kokosnüsse	351
o Mandeln	654
o Paranüsse	654
o Walnüsse	651

Getreide und Mehl

o Haferflocken	387
o Maisgrieß	365
o Reis	360
x Roggenmehl	336
o Weizenmehl	363
o Weizengrieß	362
o Weizenkeime	363

Brot und Teigwaren

o Brötchen (1 Stück 40 g)	111
x Grahambrot	227
o Knäckebrot (1 Scheibe)	38
o Pumpernickel (1 Scheibe)	97
x Roggenbrot	227
o Weißbrot (1 Scheibe 40 g)	111
o Zwieback (1 Stück)	40
o Eierteigwaren	376
o Sahnetorte (1 Stück)	ca. 500
o Rührkuchen (1 Stück)	ca. 220

Fette und Öle

o Butter	716
o Gänseschmalz	906
o Kokosfett	878
o Lebertran	901
o Mayonnaise	718
o Öle (Erdnußöl, Olivenöl, Palmöl, Sonnenblumenöl)	883
o Schweineschmalz	901
x Senf	91

Eier

x 1 Ei	ca. 80
o Eipulver	592

o erschwert Abnahme x erleichtert Abnahme

Milch und Milchprodukte

x Milch (1 Becher 180 ccm) 122
x Buttermilch (1 Becher 180 ccm) 65
o kondensierte Milch (gesüßt 1 Teel.) 17
o kondensierte Milch (ungesüßt 1 Teel.) 7
x Magermilch (1 Becher 180 ccm) 63
x Magermilch-Joghurt (1 Becher) 54

Käse

o Camembert (60 %) 287
o Edamer 232
o Rahmkäse (60 %) 338
o Emmentaler 398
o Schmelzkäse (45 %) 293
x Quark (10 %) 115
o Quark (20 %) 124
x Quark (mager) 86
o Schlagsahne (1 Eßl.) 45
o saure Sahne 222

Zucker und Süßigkeiten

o Milchkaramellen 399
o Honig (1 Eßl.) 60
o Kakao 299
o Marmelade (1 Eßl.) 50
o Marzipan 428
o Milchschokolade 520
o Traubenzucker 385
o Zucker (1 Eßl.) 80

Getränke

x Kaffee (1 Tasse, ungezuckert, 3 g Bohnen) 3
x Tee (1 Tasse ungez.) 2
o Bier (1 Glas 0,2 l) 90
o Branntweine 245–280
o Cola (1 Fl. 0,2 l) 90
o Limonaden (1 Fl. 0,7 l) ca. 336
x Obstwein 40
o Portwein (1 Glas 5 cl) 70
o Rum (1 Glas 2 cl) 74
x Wein ca. 60–120
o Whisky (1 Glas 4 cl) 120

Früchte und Fruchtsäfte

x Apfel (mittelgroßer) 72
o Apfelmus 91
x Apfelsaft (Becher 180 ccm) 85
o Aprikosen 51
o Aprikosen (getr.) 260
o Banane (1 mittelgr.) 92
o Birne (1 mittelgr.) 83
x Erdbeeren 37
o Erdbeeren (gefroren) 92
x Grapefruits 39
x Johannisbeeren 50
o Kirschen 60
o Oliven (grün) 116
x Orange (1 mittelgr.) 59
x Pfirsiche 46
x Pflaumen 50
o Rosinen 289

o erschwert Abnahme x erleichtert Abnahme

x Stachelbeeren	39	o erschwert Abnahme
o Trauben	67	x erleichtert Abnahme
x Zitrone	27	

1 Kalorie entspricht 4,18 Joule
Zum Beispiel: 1 Ei = 80 Kalorien = 334 Joule

Kalorien aus Getränken –
Nicht nur Essen macht dick

Denken Sie immer daran, daß alle Getränke, die Sie zu sich nehmen, Kalorien enthalten und zum Übergewicht beitragen können. Halten Sie sich daher die folgende Vergleichstabelle vor Augen:

1 Flasche Limonade (0,7 Liter) entspricht:
1 Kotelett (200 Gramm)
oder 4 Eiern
oder 2 Brötchen mit Butter und Marmelade
oder 1 Kilogramm Steinpilze
oder 1 Kilogramm Erdbeeren
oder 6 Becher Joghurt

1/2 Liter Bier entspricht:
1 Stück Rührkuchen
oder 3 Eiern
oder 1 Rinderfilet (200 Gramm)
oder 1 saurer Hering
oder 100 Gramm Lachs
oder 2 Brötchen

1 Glas Whisky (4 cl) entspricht:
2 Eßlöffel Honig
oder 100 Gramm Heilbutt
oder 1 Kilogramm Gurken
oder 1.1/2 Eiern

1 Tasse Kaffee mit Zucker und Sahne entspricht:
1 Brötchen mit Butter und Quark
oder 3 Scheiben Knäckebrot mit Butter und Honig
oder 100 Gramm Brathuhn
oder 500 Gramm Spinat

Zum Abschluß eine Zusammenstellung:
1 Kaffeeklatsch (2 Tassen Kaffee mit Zucker und Sahne, 1 Stück Torte, 1 Stück Baumkuchen)
enthält ca. *1000 Kalorien*

Statt dessen dürfen Sie zu Mittag *und* zu Abend das folgende Menü zu sich nehmen:
Mittagessen: 1 Tasse Tomatensuppe
1 Rinderkotelett 200 Gramm
3 kleine Kartoffeln
1 großer Teller Kopfsalat mit Essig und Öl

Abendessen: 1 Forelle blau (300 Gramm)
3 kleine Kartoffeln
20 Gramm zerlassene Butter
Quarkspeise aus 100 Gramm Quark mit 100 Gramm Erdbeeren und 2 Eßlöffel Zucker

Beide Mahlzeiten zusammen enthalten nicht mehr Kalorien als ein Kaffeeklatsch. Versuchen Sie, die beiden Menüs zu essen, sie sind so reichhaltig bemessen, daß Sie es kaum schaffen werden.

Abnehmen, aber wie? – Diätformen und ihr Einsatz

Wer entschlossen ist, sein Normalgewicht zu erreichen, hat es schwer. Die übergroße Anzahl veröffentlichter und angepriesener Diäten erleichtert den Vorsatz keineswegs. Bei den Hunderten von Vorschlägen und mindestens ebensovielen Anweisungen über verbotene und erlaubte Eßwaren stellt sich die Frage: Welche Diät ist für mich die richtige? Grundregel: Für den Dicken ist die Diät richtig, die ihm weniger Kalorien zuführt, als er im täglichen Leben verbraucht!

Letztlich bewirkt das jede der bekannten Abmagerungskuren. Sie muß allerdings in richtiger Weise und für jeden individuell zugeschnitten durchgeführt werden. Sinn hat sie zudem nur dann, wenn sie *konsequent* eingehalten wird. Ob Mayo-, Fett-, Kleie- oder Nulldiät – stets kommt es darauf an, die Gesamtkalorienzahl pro Tag zu verringern und auf diese Weise den Körper zu zwingen, Fettreserven zu verbrauchen.

Wer zum Beispiel innerhalb von 24 Stunden 2400 Kalorien verbraucht, aber nur 1200 zuführt, nimmt jeden Tag um die 1200 Kalorien entsprechende Fettmenge ab. Die Fettdepots verringern sich, das Körpergewicht normalisiert sich. Entscheidend ist es aber nicht, während einer kurzen und konsequent eingehaltenen Diät möglichst viele Pfunde loszuwerden, sondern den Körper dazu zu erziehen, lebenslang nur soviel Kalorien aufzunehmen, wie er für den täglichen Energiehaushalt braucht. Den besten Dienst, auf die Dauer schlank zu bleiben, leistet uns die Gewohnheit. Wie in ihr die Hauptursache für das Übergewicht zu sehen ist, so hilft sie uns auch, die losgewordenen Pfunde nicht wieder anzuessen.

Eine wirksame Maßnahme gegen die Gewohnheitsvöllerei besteht zum Beispiel darin, dem Übergewichtigen immer wieder aufs neue vor Augen zu führen, wie unschön überschüssiges Fett aussieht. Lassen Sie im Schlafzimmer einen Spiegel anbringen, der es erlaubt, sich in voller Lebensgröße anzuschauen. Betrachten Sie sich jeden Morgen und Abend von allen Seiten. Durch das immer wieder erneut ausgelöste Mißfallen wird ein Ekel, ja ein Reflex eingeübt, der den un-

natürlichen Appetit einschränkt. Denken Sie beim Aufkommen von Hungergefühl an das Bild im Spiegel. Das hilft! Ein weiterer Anreiz, die Eßlust zu unterdrücken, kann vom Partner kommen. Wer sich zu einer Abmagerungskur entschlossen hat, ist für aufmunternde Komplimente dankbar. Man muß ihm sagen, wie gut es ihm stehe, schon einige Zentimeter Umfang verloren zu haben, um wieviel besser er aussehe. Falsch wären Bemerkungen darüber, daß er noch sehr viel mehr abnehmen müsse. Psychische Beeinflussungen solcher Art führen meist zu einer Trotzreaktion oder zu dem Gefühl, trotz aller Mühe doch nichts abzunehmen.
Das so wichtige Erfolgserlebnis stellt sich natürlich bei einer intensiven Kurzdiät, bei der bereits in den ersten Tagen sehr viele Pfunde verschwinden, sehr viel schneller ein als bei einer gemäßigten Kur über viele Monate. Schnelle Gewichtsabnahme birgt jedoch auch Gefahren in sich. Oft ißt sich der Hungerkünstler nach der Diät die Pfunde in kürzester Zeit wieder an. Wichtiger als die Diät selbst ist daher daran anschließend der Übergang zu normaler Kost.
Tips für die Speisen während der Diät:

- Alle Mahlzeiten müssen schmecken und appetitlich zubereitet sein
- Die Nahrung muß schwer verdaulich sein. Sie bleibt so länger im Magen-Darm-Trakt und unterdrückt das Hungergefühl
- Alle Speisen sollen volumenreich und gleichzeitig kalorienarm sein

Die Zusammenstellung eines solchen Speisefahrplanes ist gar nicht so schwierig.
Anhand einer Tabelle kann man den Kaloriengehalt fast jeden Nahrungsmittels pro 100 Gramm genau ablesen. Nun kommt es darauf an, Speisen zusammenzusuchen, die pro 100 Gramm Gewicht möglichst wenig Kalorien enthalten. Dazu gehören zum Beispiel hartgekochte Eier mit nur 86

Kalorien pro Stück und alle anderen Nahrungsmittel, die von ähnlich geringer Kalorienzahl bei gleich langer Verweildauer im Magen sind. Hinzu kommt, daß man durch eine Vielfalt von Gewürzen den Geschmack solcher kalorienarmen Speisen gut variieren kann. Getrocknete Pflanzen als Gewürze sind fast kalorienfrei.
Vor Beginn einer jeden Abmagerungskur sollten Sie den Hausarzt aufsuchen. Mit ihm können Sie die Richtlinien der Kur besprechen. Der Hausarzt stellt auch fest, wie schnell man abnehmen darf. Eine gründliche Untersuchung sollte auf jeden Fall stattfinden, denn bei einer Reihe von Krankheiten ist Vorsicht geboten. Schwer Herzkranke zum Beispiel dürfen nur ganz bestimmte Diätformen anwenden, da falsche oder zu strenge Kuren zu einer Verschlimmerung ihrer Krankheit führen können. Am besten lassen Sie sich vom Arzt einen genauen Plan aufstellen, an dessen Anfang Soll- und Istgewicht stehen. Außerdem wird festgelegt, wieviel Kalorien erlaubt sind, wenn eine gleichmäßige vernünftige Gewichtsabnahme erreicht werden soll. In den letzten Jahren hat sich herausgestellt, daß bestimmte Diätformen Abnehmen psychisch und körperlich erleichtern.
Reifliche Überlegung allerdings ist bei der Nulldiät notwendig. Bei dieser Form der Gewichtsreduzierung wird über einen längeren Zeitraum dem Körper keinerlei Nahrung zugeführt. Nur kalorienfreie Getränke und Vitaminkonzentrate sind erlaubt. Ein gesunder Körper verkraftet eine solche Kur. Die Nulldiät darf jedoch nur unter strenger ärztlicher Kontrolle durchgeführt werden. Durch den völligen Nahrungsentzug kann bei bereits vorgeschädigtem Stoffwechsel ein Versagen sämtlicher Funktionen eintreten, was lebensgefährliche Erkrankungen zur Folge hätte. So wirkungsvoll die Nulldiät auch am Anfang sein mag, es treten bei ihr in der Übergangsphase zur normalen Kost die gleichen Schwierigkeiten auf wie nach jeder strengen Abmagerungskur. Nach einer konsequenten Nulldiät können sie so-

gar erheblich stärker sein als bei anderen Diätformen. Vor allem Zuckerkranke sollten ohne ärztliche Kontrolle keinesfalls eine Nulldiät beginnen.
Für alle Schlankheitskuren gilt: Dem Körper soll nicht dadurch Gewicht genommen werden, daß er zuwenig Flüssigkeit bekommt. Kalorienfreie Mineralwasser etwa schmälern den Erfolg einer Diät nicht. Wasser wird nur dann in das Gewebe eingebaut, wenn man gleichzeitig Salz aufnimmt. Während einer salzfreien oder zumindest salzarmen Diät kann der Hungernde im Gegenteil gar nicht genug trinken. Eine ausreichende Flüssigkeitsbilanz des Körpers ist Voraussetzung für die Funktion der Nieren und für eine normale Verdauung.

Die Wasserkur am Wochenende

Kalorienfreies Wasser hat die Ernährungsphysiologen auf eine neue Idee gebracht. Vor allem geht es beim Abnehmen ja darum, dem Magen-Darm-Trakt das Gefühl zu vermitteln, er sei ausreichend mit Nahrung versorgt. Werden Magen und Darm regelmäßig gefüllt, bleibt das Hungergefühl aus. So raten die Ärzte zu folgendem Trick:
Jedesmal, wenn Sie Hunger verspüren, trinken Sie mindestens einen halben Liter lauwarmes Wasser. Damit erreichen Sie dreierlei:

- Der Magen wird gefüllt, das Hungergefühl verschwindet
- Das Wasser neutralisiert Magensäfte und Salzsäure
- Nierenfunktion und Darmtätigkeit werden kräftig angeregt

Zu einer Gewichtszunahme kommt es erst dann, wenn gleichzeitig mit dem Wasser Salz zugeführt wird. Nur dann kann der Körper das Wasser binden.

Praktische Tips für die Wasserkur

Mit der Wasserkur am Wochenende haben Sie die Möglichkeit, auf gesunde Weise während kurzer Zeit vier bis sechs Pfund Übergewicht abzubauen. Voraussetzungen:
- Ein ruhiges Wochenende zu Hause
- Keine Verabredungen
- Spannende Lektüre und ein gutes Fernsehprogramm
- Ein Multivitaminpräparat
- Viele Liter lauwarmes Wasser

Sie müssen Ihren Körper überlisten. Immer, wenn der Magen nach Nahrung verlangt, trinken Sie einen halben bis einen Liter lauwarmes Wasser.
Salz in jeder Form, also auch in Suppen, auf Salzstangen oder Salzgebäck verhindern den Erfolg. Das Wasser darf keinerlei Geschmackszusätze enthalten. Dadurch würde die Produktion der Magensäure angeregt, was das Hungergefühl steigert. Versuchen Sie, während der Wasserkur möglichst nicht an Essen zu denken. Lenken Sie Ihre Gedanken auf jede denkbare Weise ab, lesen Sie, sehen Sie fern, unterhalten Sie sich mit Ihrer Familie. Versuchen Sie ständig, mit interessanten Dingen beschäftigt zu sein. Sie sollten vielleicht jetzt einmal in Haus und Garten jene Arbeiten erledigen, die Sie schon lange aufgeschoben haben.
Um Gesundheitsschäden zu vermeiden, nehmen Sie morgens, mittags und abends eine Multivitaminpille ein. Auf keinen Fall dürfen Sie den Vitaminbedarf des Körpers mit Obst ausgleichen. Das würde Hungergefühle auslösen.

Die Mayo-Diät

Ursprünglich wurde sie von den Ärzten der berühmten Mayo-Klinik in Rochester/USA für Hollywoods übergewichtige Schauspielerinnen entwickelt. Die Grundidee der

Kur basiert darauf, daß ein hart gekochtes Ei nur 86 Kalorien enthält und über Stunden hinweg im Magen liegt. Wenn mehrere harte Eier über den Tag verteilt dem Magen das Gefühl vermitteln, Arbeit zu haben, kann durch die geringe Kalorienzahl eine schnelle Abnahme erzielt werden.
Im Laufe der Zeit wurde die Mayo-Diät von verschiedenen Ernährungswissenschaftlern modifiziert und modernen Erkenntnissen angepaßt. Gleichzeitig bemühten sich die Forscher darum, Abwechslung in die etwas langweilige Kur zu bringen. So verordnen sie während der zweiwöchigen Fastenzeit mehrmals abends herben Moselwein. Das dient nicht nur der Auflockerung und Aufmunterung des Patienten. Herber Weißwein entwässert und unterstützt auch den Kurerfolg.
Tips für den Diätkoch:

- Während der Kur ist jede Form von Salz, also auch Gewürzsalz, streng verboten
- Würzen Sie nur mit frischen oder getrockneten Kräutern, nicht mit Fleischextrakt oder Kräutersalzen
- Für Salatsaucen verwenden Sie Wasser, Zitronensaft, Pfeffer und, wenn es sein muß, Yoghurt oder Magermilch. Sahne stellt den Kurerfolg in Frage
- Zucker in Tee oder Kaffee ist verboten. Notfalls Süßstoff oder Cyclamat benutzen
- Kohlensäurefreies Mineralwasser sollte nur handwarm getrunken werden
- Bei der Mayo-Diät sind auch die Flüssigkeitsmengen genau berechnet, sollten also möglichst nicht überschritten werden.

Die Mayo-Diät
(überarbeitet)

Montag

morgens: 3 harte Eier, 2 Orangen

	1 Tasse Kaffee oder Tee ohne Milch und Zucker 1 Scheibe Vollkornbrot, dünn mit Butter bestrichen
mittags:	3 weiche Eier im Glas, mit Pfeffer und Dill würzen 1 Teller Salat, 1 Tasse Tee
abends:	3 harte Eier, 1 Glas Tomatensaft

Dienstag

morgens:	2 harte Eier, 1 Pampelmuse 1 Tasse Tee oder Kaffee
mittags	1 Filetsteak (125 g) mit Tomaten- salat, 1 Tasse Tee
abends:	2 harte Eier, 1 halber Liter Mineralwasser

Mittwoch

morgens:	2 harte Eier, 1 Banane 1 Tasse Tee oder Kaffee
mittags:	1 Kräutersteak (125 g) 1 Teller Gurkensalat, 1 Tasse Tee
abends:	2 harte Eier, 2 Tomaten 1 Tasse Tee

Donnerstag

morgens:	2 harte Eier, 2 Orangen 1 Tasse Tee oder Kaffee
mittags:	2 harte Eier, 1 kleiner gekochter Blumenkohl, 1 Tasse Tee
abends:	1 große Salatplatte 1 halber Liter Mineralwasser

Freitag

morgens:	2 harte Eier, 1 großer Apfel 1 Tasse Tee oder Kaffee

mittags:	1 Forelle blau, mit vielen Kräutern
	1 Teller Salat, 1 Tasse Tee
abends:	2 harte Eier, Salat aus 3 Karotten
	1 halber Liter Buttermilch

Samstag

morgens:	2 harte Eier, 2 kleine Äpfel
	1 Tasse Tee oder Kaffee
mittags:	1 Lendensteak (150 g), mit Liebstöckl
	und Chilli con Carne gewürzt
	Endiviensalat, 1 Tasse Tee
abends:	100 g Emmentaler in Würfel geschnitten
	1 halber Liter herber Weißwein
	(diese Mahlzeit erst eine Stunde vor
	dem Zubettgehen einnehmen!)

Sonntag

morgens:	2 harte Eier, 1 Pampelmuse
	1 Tassc Tee oder Kaffee
mittags:	1 großes Rumpsteak (200 g)
	1 Teller Salat, 1 Tasse Tee
abends:	150 g Tartar (kein Gehacktes)
	1 halber Liter Mineralwasser
	1 Scheibe Vollkornbrot

Montag

morgens:	2 harte Eier, 2 Orangen
	1 Tasse Tee oder Kaffee
mittags:	3 weiche Eier im Glas
	mit Dill und Pfeffer
	1 Scheibe Vollkornbrot, 1 Tasse Tee
abends:	2 harte Eier, 100 g Gouda-Käse
	1 Tasse Tee

Dienstag

morgens:	2 harte Eier, 1 Banane 1 Tasse Tee oder Kaffee
mittags:	1 halbes Brathuhn vom Spieß 1 Tasse Tee
abends:	1 großer Teller Gurkensalat 1 Tasse Tee

Mittwoch

morgens:	2 harte Eier, 2 kleine Äpfel 1 Tasse Tee oder Kaffee
mittags:	1 Forelle blau, 1 Teller gemischter Salat, 1 Tasse Tee
abends:	1 große Salatplatte 1 Tasse Tee oder Mineralwasser

Donnerstag

morgens:	2 harte Eier, 1 Pampelmuse 1 Tasse Tee oder Kaffee
mittags:	3 weiche Eier im Glas mit Dill und Pfeffer, 1 Scheibe Vollkornbrot 1 Tasse Tee
abends:	2 weiche Eier im Glas, 2 Scheiben Knäk- kebrot, 1 halber Liter herber Weißwein

Freitag

morgens:	2 harte Eier, 2 Orangen 1 Tasse Tee oder Kaffee
mittags:	200 g Fischfilet mit Krautsalat 1 Tasse Tee oder Mineralwasser
abends:	3 harte Eier, 1 Teller Gurkensalat 1 Tasse Tee

Samstag

morgens:	2 harte Eier, 1 Banane 1 Tasse Tee oder Kaffee

mittags: 1 Tasse Bouillon, 2 weiche Eier
abends: 100 g Gouda-Käse in Würfeln, mit etwas Pfeffer gewürzt
1 halber Liter herber Weißwein

Sonntag

morgens: 2 harte Eier, 2 kleine Äpfel
1 Tasse Tee oder Kaffee
mittags: 1 großes Steak (200 g), 1 Teller Salat
1 Tasse Tee oder Mineralwasser
abends: 1 große Salatplatte, 1 Rollmops
1 halber Liter Mineralwasser

Die Fett-Diät

Fett ist nicht immer die Wurzel allen Übels. Auf der Suche nach neuen Wegen, bisher bekannte Diätformen erfolgreicher zu machen, stellte sich zum Erstaunen der Nahrungsexperten heraus, daß eine gewisse Mindestmenge Fett im täglichen Speisefahrplan zu einer schnelleren Gewichtsabnahme führt, als die Berechnung reiner Kalorienzahlen ergäbe. Das setzt allerdings voraus, daß gleichzeitig auf Kohlehydrate fast vollkommen verzichtet wird. Die Ursache für diesen erstaunlichen Vorgang liegt wahrscheinlich darin, daß der Stoffwechsel zu Spaltung und Umbau des aufgenommenen Fettes viel chemische Energie aufwenden muß, die so zusätzlich verbraucht wird. Die Aufschließung von Kohlehydraten im großen Labor des Körpers, der Leber, verläuft so unproblematisch, daß fast die ganze darin enthaltene Kalorienmenge als Energie gewonnen wird. Die Fettverarbeitung dagegen zeigt eine schlechtere Energiebilanz. Ein weiterer positiver Nebeneffekt: Bei fettreicher Kost wird die Verweildauer im Magen-Darm-Trakt verlängert – wieder ein Weg, das Hungergefühl zu verzögern. Die Erfahrungen der Fett-Diät-Forscher wurden inzwischen klinisch getestet und für erfolgreich befunden.

Die Fett-Diät wirkt neben den anderen Diätformen geradezu schlemmerhaft. Trotz anscheinend reichlich zugeführter Nahrung zeigt die neue Diät Erfolge, die sich anderen Formen der Abmagerungskuren als überlegen erweist.

So sieht zum Beispiel ein Wochenprogramm der *Fett-Diät* aus:

Sonntag:

Frühstück:
Kaffee oder Tee mit Süßstoff
3/4 Scheibe Vollkornbrot (30 g)
1 Streichkäse (62,5 g, 20 % Fett)
5 dünne Scheiben Lachsschinken (50 g)

Mittagessen
Leber Berliner Art:
100 g Rinderleber (gedünstet oder gegrillt), dazu 20 g gebratene Zwiebelringe, mit Gewürzen und 3 Eßlöffel (30 g – 20 %) Schlagsahne abschmecken, 150 g Champignons gedünstet, 3 kleine Kartoffeln (100 g) gekocht, 50 g Kopfsalat

Abendessen
Schnittlauchquark:
2 Eßlöffel Quark (100 g) mit Gewürzen und 1/2 Teelöffel Schnittlauch (10 g) abschmecken, 1/2 Rettich (100 g), 3/4 Scheibe Graubrot (30 g), 10 g Butter

Zwischenmahlzeiten
0,11 l Johannisbeersaft, 1 großer Apfel (150 g) oder 5 Aprikosen

Montag:

Frühstück
Kaffee oder Tee mit Süßstoff,
3/4 Scheibe Graubrot (30 g)
3 dünne Scheiben Kalbsbraten (60 g), 1 Ei,
5 g Butter, eine kleine Mandarine (50 g) oder ein mittelgroßer Apfel (80 g)

Mittagessen
Kalbsfrikassee:
100 g Kalbfleisch vom Bug (gekocht), Brühe mit 1 Eßlöffel Schlagsahne (10 g), 2 Eßlöffel Weißwein (20 g), mit Curry, Muskatnuß, feinem Pfeffer, Dill und frischen Zwiebeln abschmecken, 30 g Reis abgekocht, 100 g Spargel und 2 Tomaten oder als Salat

Abendessen
Schinken mit Ei:
1 Scheibe gekochter Schinken (20 g), 1 Ei, 1/2 Teelöffel Schnittlauch (10 g), 1/2 Scheibe Vollkornbrot, 1 Yoghurt natur (175 g)

Zwischenmahlzeiten
1 Pfirsichhälfte aus der Dose, 120 g Himbeeren oder Erdbeeren

Dienstag:

Frühstück
Kaffee oder Tee mit Süßstoff
3/4 Scheibe Graubrot (30 g)
10 g Butter, 2 Eßlöffel Magerquark (100 g)
50 g Erdbeeren oder 1/2 mittelgroßer Apfel (40 g)

Mittagessen
Kalbsroulade gefüllt:
1 Scheibe Kalbfleisch von der Keule (100 g) gefüllt mit 1 halben Essiggurke (20 g), 1/4 Zwiebel (100 g) und Gewürzen, mit Kochfett anbraten und mit etwas Wasser garkochen, mit 2.1/2 Eßlöffel Sahne (25 g) und Gewürzen abschmecken, 3 kleine Kartoffeln (100 g) gekocht, 1/4 Kopf Blumenkohl (100 g) gekocht
2 Tomaten und 1/4 Zwiebel für Salat

Abendessen
Rindfleischsalat:
4 dünne Scheiben gekochtes Rindfleisch (80 g),
1/4 Zwiebel (10 g), 1 Essiggurke (50 g), 1/2 mittelgroßer Apfel (40 g), (alle Zutaten in Würfel schneiden und mit Gewürzen und Essig abschmecken), 3/4 Scheibe Vollkornbrot (30 g), 5 g Butter

Zwischenmahlzeiten
Erdbeermilch: 1/8 l Magermilch mit 150 g Erdbeeren, 1 großer Apfel (120 g)

Mittwoch:

Frühstück
Kaffee oder Tee mit Süßstoff
3/4 Scheibe Vollkornbrot (30 g)
2 Eßlöffel Magerquark (100 g)
10 g Butter, 2 Tomaten (100 g)

Mittagessen
100 g Kalbsschnitzel natur, 3 kleine Kartoffeln (100 g) gekocht, 1 große Möhre (150 g) gedünstet

Vanille-Sahne-Eis: 2.1/2 Eßlöffel Schlagsahne mit Vanillemark und Süßstoff abschmecken und gefrieren lassen

Abendessen
1 Ecke Camembert (62,5 g – 30 % Fett)
3/4 Scheibe Graubrot (30 g)
Schinkensalat: 1 kleine dünne Scheibe gekochter, in Streifen geschnittener Schinken, 100 g gewürfelte Gurke, 100 g blättrig geschnittene Champignons, mit Zitronensaft und Gewürzen abschmecken

Zwischenmahlzeiten
0,2 l Grapefruitsaft, 0,2 l Karottensaft

Donnerstag:

Frühstück
Kaffee oder Tee mit Süßstoff
3/4 Scheibe Graubrot (30 g)
5 g Butter, 2.1/2 Eßlöffel Hüttenkäse (130 g)
3 Radieschen (50 g)

Mittagessen
Bologneser Sauce:
3/4 gehackte Zwiebel (30 g) und 100 g Rinderhack (ganz mager) braten, mit 1 Eßlöffel Tomatenmark (40 g), 1 Eßlöffel Schlagsahne (10 g) und Gewürzen abschmecken, 30 g kleine Hörnchennudeln, 60 g Kopfsalat

Abendessen
1 Ecke Camembert (62,5 – 30 % Fett)
3 dünne Scheiben Lachsschinken (30 g)
2 Tomaten (100 g)

Zwischenmahlzeiten
1 großer Apfel (160 g) oder 1 Grapefruit (200 g), 150 g rote Johannisbeeren oder Himbeeren

Freitag:

Frühstück
Kaffee oder Tee mit Süßstoff
3/4 Scheibe Vollkornbrot (30 g)
4.1/2 Scheiben gekochter Schinken (90 g)
1/2 Apfel (50 g)

Mittagessen
100 g Schweinefilet gegrillt, 200 g Rotkraut gekocht, mit 1 Scheibe Apfel und 1/4 Zwiebel abgeschmeckt, 1.1/2 kleine Kartoffeln (50 g) gekocht, 60 g Kopfsalat und 1 mittelgroße Möhre (100 g) gerieben für Salat

Abendessen
50 g Limburger Käse (20 % Fett) oder 2 Eßlöffel Hüttenkäse (100 g), 1.1/2 Scheiben gekochter Schinken (30 g), 3/4 Scheibe Graubrot (30 g), 2 Tomaten (100 g)

Zwischenmahlzeiten
0,2 l frisch gepreßter Orangensaft, 120 g Himbeeren oder 1 mittelgroßer Apfel (80 g)

Sonnabend:

Frühstück
Kaffee oder Tee mit Süßstoff
3/4 Scheibe Graubrot (30 g)
50 g Corned Beef, 1 Eßlöffel Quark (50 g)
5 g Butter, 2 Tomaten

Mittagessen
100 g Kabeljaufilet gedünstet, 3 kleine Kartoffeln (100 g), 150 g Spinat gedünstet, zum Schluß mit Gewürzen und 2 Eßlöffel Sahne abgeschmeckt
1/4 Knolle Sellerie (100 g) geraspelt für Salat

Abendessen
1.1/2 Scheiben Edamer Käse (30 g – 30 % Fett), 1 Eßlöffel Magerquark (50 g), 1 Essiggurke (50 g), 3/4 Scheibe Vollkornbrot (30 g), 5 g Butter, 50 g Erdbeeren oder 50 g Himbeeren oder ein mittelgroßer Apfel (40 g)

Zwischenmahlzeiten
0,2 l Buttermilch, 1 große Birne (150 g) oder 120 g Mirabellen

Hoher Blutfettspiegel – Gefahr aus dem Kochtopf

Zu hoher Fettgehalt des Blutes gefährdet nicht nur Herz und Kreislauf, indem er die Arteriosklerose fördert. Auch zahlreiche andere Krankheiten werden durch dieses Wohlstandsleiden ausgelöst, an der Spitze die Zuckerkrankheit. 330000 Menschen sterben jährlich in der Bundesrepublik an den Folgen von Herz-Kreislauf-Krankheiten. Sie fallen buchstäblich den Genüssen aus Bratpfannen und Kochtöpfen zum Opfer. Fett ist, wie wir wissen, lebenswichtig für uns. Alle Zellen enthalten diesen Stoff. Einige Körperpartien wie Bauch, Hüften, Gesäß und Oberschenkel haben sogar eine besondere Anziehungskraft für Fett entwickelt. Bei der Diagnose »überhöhter Blutfettspiegel« geht es eigentlich nur um zwei Fettarten: Cholesterin und Triglyceride. Im medizinischen Labor wird durch eine Analyse genau bestimmt, wieviel von beiden Sie im Blut gelöst mit sich herumtragen. Fälschlicherweise wurde dabei das Cholesterin jahrelang völlig unberechtigt verteufelt. Sie treffen Cholesterin überall in Ihrem Körper an. Fast jede Zelle enthält es. Ohne Cholesterin können die meisten Hormone nicht produziert werden, die Nerven funktionieren nicht, und das Gehirn versagt seinen Dienst. Im menschlichen Intermediärstoffwechsel – so heißt das biochemische Labor offiziell – stellt Ihr Körper in vierundzwanzig Stunden ungefähr zehn Gramm Cholesterin her, damit alle Funktionen ordnungsgemäß erfüllt werden können. Seit man davon weiß, gilt auch die Verdammung der Butter als falsch und überholt. Hundert Gramm Butter enthalten zweihundertachtzig Milligramm Cholesterin. Aus der Butter allein kann der Cholesteringehalt des Blutes nicht stammen. Dagegen erweist sich die Butter den meisten anderen Fetten und Ölen weit überlegen, da sie große Mengen lebenswichtiger ungesättigter Fettsäuren enthält – Stoffe, die wir für viele chemische Vorgänge im Organismus unbedingt brauchen. Mehr davon enthalten nur noch die *kalt geschlagenen* Pflanzenöle wie Olivenöl, Sonnenblumenöl, Maisöl, Leinsamenöl und Distelöl.

Da durch Erhitzen beim Kochen die ungesättigten Fettsäuren verändert werden, sollte Butter erst nach dem Kochvorgang den Speisen beigegeben werden. Außerdem bleibt dadurch das appetitliche Aroma der Butter erhalten.

Tips für die Ernährung bei hohem Blutfettspiegel:

- Schränken Sie Fette ein, vor allem Schweinefett
- Kohlehydrate – Zucker, Kuchen, Teigwaren – dürfen Sie nur sparsam zu sich nehmen, sie werden zu leicht in Fette umgebaut
- Regulieren Sie den Stuhlgang, am besten mit Frischkornbrei

- Achten Sie täglich auf viel körperliche Bewegung im Freien

Pillen gegen Hunger

Das Hauptproblem übergewichtiger Menschen liegt in ihrem ständigen Appetit. Gelingt es, ihn auszuschalten, lösen sich die Probleme oft von selbst. Nun hat die pharmazeutische Industrie zwar Präparate entwickelt, die das Hungergefühl dämpfen. Zum einen beeinflussen diese Medikamente aber nur mäßig die Freßlust, zum anderen versagen sie bei psychogener Fettsucht. Was sie zur Gefahr macht, sind ihre Nebenwirkungen. Vor allem nach längerer Einnahme sind Schäden an Leber, Niere und Nerven nicht mit Sicherheit auszuschließen.
Auch Abführtabletten als medikamentöse Unterstützung der Diät sind nicht ungefährlich. Sie zerstören die Darmflora und können für alle Zeiten einen normalen Darmentleerungsprozeß aus dem Rhythmus bringen. Auch Leber- und Nierenzellschäden lassen sich nicht ausschließen. Die Anwendung chemischer Appetitzügler sollte möglichst beschränkt bleiben auf die Übergangsphase zwischen einer strengen Abmagerungskur und der Rückkehr zur Normalkost. Ein Allheilmittel bilden die Tabletten auf keinen Fall.

Der Speckbauch unter dem Messer

Seit einigen Jahren versucht man, übermäßige Fettleibigkeit auch operativ zu beseitigen. Dabei werden bei einem großen chirurgischen Eingriff ungefähr siebzig Prozent des Dünndarmes entfernt. Der verkürzte Darm kann dann die zugeführten Speisen nicht vollständig verdauen, eine rasche Gewichtsabnahme folgt. Dieses Verfahren muß jedoch auf einen kleinen Personenkreis beschränkt bleiben.

Nur in folgenden Fällen kann operiert werden:
- Extreme Fettsucht von über einhundert Prozent Übergewicht
- Mehrere stationär durchgeführte vergebliche Kuren
  und
- Familiäre oder soziale Probleme
  oder
- Diabetes mellitus (Zuckerkrankheit)
- Fettstoffwechselstörungen

Eine Operation verbieten:
- Hormonelle Störungen
- Alter unter zwanzig oder über fünfzig Jahren
- Schwangerschaft
- Angeborene Geisteskrankheiten
- Fehlende innere Bereitschaft des Patienten, sein Gewicht mit herkömmlichen Mitteln zu verringern

Nach der operativen Entfernung eines Teiles des Dünndarmes muß sich der Patient für den Rest des Lebens einer regelmäßigen ärztlichen Überwachung des Allgemeinzustandes unterziehen.
Früher versuchten die Ärzte gelegentlich, meist auf ständiges Drängen mancher eitler Patienten hin, Speckschichten an Bauch und Kinn einfach wegzuoperieren. Diese Methode wird heute im allgemeinen nicht mehr angewandt. Ohne eine Änderung der Eßgewohnheiten waren Hängebauch und Doppelkinn bald wieder angegessen.

Krankhafte Magersucht

Auf jeden zehnten dickleibigen Menschen kommt einer, der über Untergewicht klagt. Auch zu wenig Gewicht kann Krankheiten auslösen, wenngleich die Folgen nicht so schwerwiegend sein müssen. Meist handelt es sich in diesen Fällen ursächlich um eine psychisch bedingte Abneigung gegen das Essen. Vor allem ein Untergewicht von mehr als fünfzehn Prozent kann gefährlich werden. Wer abnimmt, ohne das zu wollen oder die Gründe zu erkennen, muß unbedingt den Arzt aufsuchen.

Krankheiten, die zur Magersucht führen:

- Magen-Darm-Störungen: Gastritis, Magengeschwüre, Zuckerkrankheiten, Parasitenbefall des Darmes (Bandwürmer, Spulwürmer), bösartige Tumore

Von Magersucht sind vor allem Erwachsene betroffen. Viele Kinder und Jugendliche sind zu dünn, ohne krank zu sein. Erst wenn der Kinderarzt eine Krankheit ausgeschlossen hat, darf mit einer Aufbaudiät begonnen werden.

Wichtig: Drängen Sie Kinder niemals mit Gewalt zum Essen. Damit wird Unlust am Essen und Appetitlosigkeit nur gesteigert.

Tips für Eltern untergewichtiger Kinder:

- Lassen Sie durch den Kinderarzt feststellen, ob eine Krankheit vorliegt
- Überlegen Sie, mit Ihrem Kind einen Kinderpsychologen aufzusuchen
- Überprüfen Sie Ihre Kochgewohnheiten: Sind alle Speisen appetitlich und anregend?
- Geben Sie Ihrem Kind stets dann zu essen, wenn es danach verlangt, auch wenn es kurz vor der Familienmahlzeit sein sollte
- Geben Sie Zwischenmahlzeiten mit möglichst viel Kalorien, zum Beispiel: Vollkornbrot, Nüsse, Milchschokolade, Nährbier

Normalkost

Längst haben die Forscher genau definiert, woraus sich gesunde Normalkost zusammensetzen muß, wenn keine ernährungsbedingten Krankheiten auftreten sollen. Aber wer kann schon mit diesen wissenschaftlichen Erklärungen etwas anfangen, sie ins tägliche Leben umsetzen?

Eiweiß, Fett und Kohlehydrate wollen die Ärzte in folgender Kombination auf dem Speisezettel sehen:

- 15 Prozent Eiweiß
- 35 Prozent Fett
- 50 Prozent Kohlehydrate

Um solche Angaben auswerten zu können, müssen wir unsere Eßgewohnheiten über einen längeren Zeitraum hinweg genau analysieren. Damit wäre der Laie jedoch überfordert. Es genügt, einige Grundregeln zu kennen und daran seine Mahlzeiten zu orientieren:

- Zu einem gesunden Frühstück gehören Frischmilch, Ei, Schinken
- Achten Sie auf ein reichhaltiges Frühstück mit genügendem Eiweißgehalt – z. B. Wurst, Käse, Eier
- Bringen Sie Vitamine in den Speisenplan
- Die gesündeste Zwischenmahlzeit sind frische Äpfel oder anderes Frischobst
- Eine der Hauptmahlzeiten sollte aus einem kräftigen Fleisch- oder Fischgang bestehen
- Eine Hauptmahlzeit muß faserreiche Kost enthalten, damit der Stuhlgang normal funktioniert

Wer sich ungefähr nach diesen Anweisungen ernährt, kommt dem Ziel der Normalkost sehr nahe. Auch der alte Rat – »morgens wie ein Kaiser, mittags wie ein Edelmann, abends wie ein Bettler« – hat seine Gültigkeit keineswegs verloren. Vor allem vor dem Schlafengehen sollten ausgedehnte Mahlzeiten vermieden werden.
Gelegentliche Schlemmereien müssen nicht gleich in Grund und Boden verdammt werden. Essen muß Freude machen. Wenn es also einmal besonders gut geschmeckt hat, brauchen Sie kein schlechtes Gewissen zu haben. Selbst nach einem reichlichen Diner können Sie durch Sofortmaßnahmen alles wieder gutmachen: Ein ausgedehnter Spaziergang vor

dem Schlafengehen sichert geruhsame Nachtruhe und gleicht einen Teil des Kalorienüberangebotes wieder aus.

Fernsehvöllereien

Zu den heimtückischsten Kalorienspendern gehören Nüsse und Kartoffelchips. Was sie in deutschen Landen täglich mit den Fernsehzuschauern anstellen, gehört fast ins Reich der Nahrungskriminalität. Zahlen beweisen das:

100 g geröstete und geschälte Erdnüsse	620 Kalorien
2 Flaschen Bier (normales helles Vollbier)	460 Kalorien

1080 Kalorien, nach dem Abendessen so nebenher geschluckt, entsprechen fast dem halben Energiebedarf eines Erwachsenen mit mittelschwerer Arbeit pro Tag. Wer bei sonst normaler Kost allabendlich eine solche Zusatzmahlzeit einlegte, würde in einem Jahr ungefähr fünfzig Pfund zunehmen.

Kalorien aus der Flasche

Daß wir nicht nur vom Essen dick werden, verstehen die wenigsten Übergewichtigen. Mit einer Reduktionsdiät allein ist es nicht getan, wenn bei Einsparung von Nahrungsmitteln die Getränke vergessen werden. Um zu verdeutlichen, was sie für Schaden anrichten können, vergleichen wir einmal verschiedene Nahrungsmittel nach ihrem Kaloriengehalt mit ihnen:

1 Flasche Bier (230 Kalorien)	= 200 g Rinderfilet
	= 0,7 Liter Milch
	= 2 Semmeln
	= 1 kg Champignons
	= 1 Pfund Äpfel
	= 900 g Spinat

1 Liter Weißwein (800 Kalorien)	= 800 g Rinderfilet
	= 2,2 Liter Milch
	= 12 Semmeln
	= 2,5 kg Champignons
	= 2.1/2 Pfund Äpfel
	= 1 kg Spinat

Apfelsaft, Cola und Limonaden enthalten ungefähr gleich viel Kalorien wie Bier.

Streß am Arbeitsplatz – und daheim

Körperliche wie geistige Arbeit bedeutet für den Menschen eine notwendige Belastung. Ein gewisses Maß an Anstrengung hält leistungsfähig. Der kanadische Forscher Selye bezeichnete das Zusammenwirken aller belastenden Faktoren als Streß. Er setzt sich aus verschiedenen Einzelstressoren wie Muskelleistung, Gehirntätigkeit, Lärmbelästigung, Geruchsbelästigung, Luftverschmutzung, durch die Augen aufgenommene Eindrücke und vielem anderen mehr zusammen. Nur wenn der Streß zu groß wird, besteht Gefahr für die Gesundheit. Will man das vermeiden, müssen alle »Stressoren« des Tagesablaufs überprüft werden. Überdenken Sie Ihren Tagesablauf. Wenn Sie feststellen, daß Sie zu bestimmten Zeiten oder in bestimmten Umgebungen gereizt und lustlos, aggressiv oder deprimiert reagieren, ist das ein Zeichen dafür, daß Sie einen schädlichen »Stressor« entdeckt haben. Versuchen Sie, ihn auszuschalten. Überprüfen Sie anhand folgender Liste Ihr tägliches Leben:

– Benötigen Sie für die Anfahrt zum Arbeitsplatz mehr als dreißig Minuten?
  Wenn das der Fall ist, geht Ihnen für die notwendige tägliche Erholung zuviel Zeit verloren. Suchen Sie nach Möglichkeiten, diese Zeit einzusparen. Unter Umständen ist

das nicht ganz einfach, es muß aber ja auch nicht sofort geschehen. Ihr Fernziel für die nächsten Jahre sollte ein Anfahrtsweg von höchstens dreißig Minuten sein

- Besteht für Sie die Möglichkeit, mit dem Fahrrad zur Arbeit zu fahren? Wenn ja, leisten Sie damit einen wertvollen Beitrag zur Entspannung und zum Ausgleich
- Herrscht in Ihrer Firma ein angenehmes Betriebsklima? Spannungen und Meinungsverschiedenheiten am Arbeitsplatz können Sie nicht nur erheblich belasten, auch Ihre Leistungen werden dadurch erheblich verringert

Das gute Verhältnis zu den Arbeitskollegen ist eine wichtige Voraussetzung für geistige und körperliche Gesundheit. Mit Ihren Kollegen verbringen Sie den größten Teil des Tages. Es ist daher entscheidend, von ihnen anerkannt und akzeptiert zu werden. Manchmal genügt ein freundliches Wort, eine aufmerksame Frage nach Problemen des anderen oder ein Kartengruß aus dem Urlaub, um das Verhältnis grundlegend zu ändern. Diskutieren Sie, ob sich der Arbeitsplatz verschönern läßt. Ein offenes Gespräch kann klären, was andere an Ihnen stört. Ist keine Verständigung möglich, sollten Sie sich einen Arbeitsplatz mit angenehmerem Betriebsklima suchen. Dort können Sie dann auch bessere Leistungen erzielen.

- Haben Sie Kontaktschwierigkeiten in der Familie? Beschwert sich Ihre Frau gelegentlich, daß sie zu wenig von Ihnen hat?
- Freuen Sie sich auf Ihr Zuhause, oder drängt es Sie abends an den Stammtisch?

Ein Großteil der Berufstätigen in der Bundesrepublik zieht es vor, mit den Arbeitskollegen nach Dienstschluß noch viele Stunden am Biertisch, statt zu Hause mit Frau und Kindern einen gemeinsamen Feierabend zu verbringen. In der Regel deutet dies auf ein gestörtes Verhältnis zu den

Angehörigen hin. Mißverständnisse zwischen den Ehepartnern machen das Heim oft zu einem ungemütlichen Ort gegenseitiger Aggression. Dabei genügt meist ein aufklärendes Gespräch mit dem Partner, um solche Probleme aus der Welt zu schaffen.

Sprechen Sie mit Ihrer Familie offen über Ihren Tagesablauf, über Schwierigkeiten und Ärger in der Firma. Man wird Ihnen mehr Verständnis entgegenbringen, wenn Sie abends müde nach Hause kommen. Auch Ihre Frau hat den ganzen Tag gearbeitet und freut sich auf Ihre Rückkehr. Wenn Sie jetzt »nur« Ihre Ruhe haben wollen, ist sie enttäuscht. Machen Sie lieber mit ihr einen gemütlichen Spaziergang, erzählen Sie, was Sie erlebt haben, was Sie bedrückt und was Ihnen Freude macht. Beziehen Sie Ihren Partner mit in Ihr Leben ein. Sie werden sehr schnell herausfinden, daß Sie sich danach daheim viel wohler fühlen als in einer verräucherten Gaststube.

Freizeitgestaltung – Täglich drei Stunden Urlaub

Gerade weil dem berufstätigen Menschen jeden Tag nur wenige Stunden zur Verfügung stehen, die er zur Erholung nutzen kann, muß der Feierabend besonders sorgfältig geplant werden. Freizeitgestaltung beginnt unmittelbar nach Arbeitsschluß. Da fast jeder Arbeitsplatz eine auf die Dauer gesundheitsschädigende Lärmbelästigung mit sich bringt, muß das Übermaß an Krach abends durch Ruhe ausgeglichen werden. Dieser Forderung können Sie bereits auf dem Heimweg nachkommen. Wenn Sie mit dem eigenen Auto nach Hause fahren, sollten Sie sich während der Fahrt nicht durch laute Musik erneut aufreizen lassen.

Tips für den Heimweg:

- Jeder zu Fuß zurückgelegte Meter bedeutet Erholung
- Entspannung und Entkrampfung übertragen sich positiv auf das Nervensystem

- Machen Sie sich einen Plan für den Abend. Stellen Sie ein Programm zusammen, auf das Sie sich freuen können
- Wenn irgend möglich, verlegen Sie einen Teil des Weges in einen Park, einen Grüngürtel oder sonst in die freie Natur. Beim Anblick von Gras, Bäumen und Büschen erholen sich Ihre Augen vom Anblick der Maschinen, Betonklötze und Fließbänder

Tips für daheim:
- Wechseln Sie als erstes Ihre Kleidung. Nicht umsonst erfand die Industrie den Ausdruck »Freizeitkleidung«. Mit ihr beseitigt man am einfachsten alle körperlichen und geistigen Bezüge zum täglichen Einerlei
- Eine kalte Dusche unterstützt die geistige Trennung vom Berufsleben
- Eine halbe Stunde Entspannung in einem bequemen Stuhl löst Wohlbefinden aus
- Entspannungsübungen unterstützen die Erholung. Konzentrieren Sie sich zunächst auf die Beine oder Arme. Stellen Sie sich vor, Ihre Beine würden ganz leicht, ganz locker und ganz warm. Kontrollieren Sie jeden einzelnen Muskel, ob er schlaff und locker ist. Nach einigen Minuten wechseln Sie auf die Arme über. Legen Sie Hände und Unterarme entspannt auf die Stuhllehne

Völlig falsch ist es, sich unmittelbar nach der Heimkehr an einen reich gedeckten Eßtisch zu setzen. Das würde eine schwere Belastung für den Stoffwechsel bedeuten. Ein kleiner Ausflug um zwei Häuserblocks vor dem Essen bringt Herz und Kreislauf in Schwung.
Es ist verständlich, daß niemand gern auf die abendlichen Fernsehsendungen verzichtet. Grundsätzlich spricht nichts dagegen, sich durch das Fernsehen geistig anregen zu lassen. Keinesfalls aber darf so ein Fernsehabend zu lange ausgedehnt werden oder gar ohne Unterbrechung direkt in die Nachtruhe übergehen.

- Ein kurzer Nachtspaziergang wirkt als gesundes, harmloses und wirkungsvolles Schlafmittel

Ausgleichssport mit der Pinzette

In seiner ersten Entwicklungsstufe betätigte sich der Mensch als Jäger und Sammler. Vor allem von letzterer Vorliebe kann manche Hausfrau ein Lied singen. Es werden in unseren Landen nicht nur Briefmarken gesammelt und mit der Pinzette behutsam in umfangreichen Alben archiviert. Von der Streichholzschachtel bis zur ausgedienten Dampflok reicht die Sammlerleidenschaft unserer Hobbyisten. Das »in jedem Manne ist ein Kind verborgen« bringt viele Ehefrauen an den Rand der Verzweiflung. Irgendein Raum des Hauses wird zum Heiligtum erklärt. Niedrige Tätigkeiten wie Putzen oder gar Aufräumen sind dort vollkommen fehl am Platz und können Wutausbrüche ungeahnten Ausmaßes nach sich ziehen. Für unsere Gesundheit aber sind derartige Neigungen von unschätzbarem Wert. Das überanstrengte Gehirn kann sich erholen, Aggressionen und Verstimmungen werden einfach schnell abgebaut und verarbeitet. Es gibt sogar eine Statistik, die zeigt, daß Briefmarkensammler zehnmal seltener an Herzinfarkten erkranken als der Durchschnittsbürger und achtmal seltener geschieden werden.
Mindestens an zwei Abenden in der Woche sollte jedoch wirklicher Sport auf dem Programm stehen. Hier muß sich jeder nach seinem persönlichen Können, seinen Interessen und den Möglichkeiten an seinem Wohnort richten. Hochleistungssport erscheint nicht zweckmäßig. Untersuchungen haben erwiesen, daß vor allem Gruppensport den besten Erholungseffekt hat.
Und so sieht ein gesunder »Muster-Feierabend« aus:
17.00 Uhr: Dienstschluß. Zehn Minuten Fußweg durch den Park

17.30 Uhr: Zu Hause angekommen, Ehefrau und Kinder begrüßt
17.45 Uhr: Geduscht, Jeans und das T-Shirt angezogen
18.15 Uhr: Eine halbe Stunde Ruhe im Liegestuhl auf dem Balkon
18.45 Uhr: Mit Frau und Hund dreißig Minuten Spaziergang um den »Block«. Mit den Nachbarn über Blumenzucht diskutiert
19.30 Uhr: Zum Abendessen gab es heute Quark mit Schnittlauch, Pellkartoffeln, Radieschen und Tomaten. Dazu eine Flasche Bier. Herrlich, man ist satt ohne Völlegefühl
20.15 Uhr: Abendschau und Wetterkarte gesehen. Morgen soll es schön sein. Da kann ich mit dem Rad zur Arbeit fahren.
21.30 Uhr: Der Fernsehkrimi war langweilig, habe die Kiste abgeschaltet. Die Kinder protestieren, also spielen wir noch zwei Runden »Mensch-ärgere-dich-nicht«
22.00 Uhr: Manchmal ist es schwer, den Jüngsten gewinnen zu lassen. Aber nur so geht er zufrieden ins Bett
22.30 Uhr: Noch einmal um den Block gelaufen. Danach ein großes Glas heißes Bier, ist für mich das beste Schlafmittel
06.30 Uhr: Donnerwetter, habe ich gut geschlafen!

Sauna, der Gesundheitsbackofen aus dem hohen Norden

Wer glaubt, daß die Sauna eine Erfindung der Finnen sei, irrt. Diese Einrichtung stammt aus der Gegend um den Ural. Allerdings kam sie im Land der sechzigtausend Seen erst richtig zur Blüte. Dort nimmt sie auch eine ganz andere Rolle als bei uns ein. So wie man in Deutschland zum Kaf-

feetrinken oder zur Party eingeladen wird, bittet die finnische Hausfrau zur Sauna. In den langen Sommermonaten findet eine solche »Sauna-Party« abends um elf Uhr statt. Die Gastgeberin reicht zwischen den einzelnen Schwitzkuren Kaffee und Kuchen, die ganze Gesellschaft badet im See und während des Schwitzens werden lange Diskussionen geführt. Die finnische Sauna gilt als gesellschaftliches Ereignis.
So verhalten Sie sich in der Sauna richtig:

- Grundregel: kurz, heiß, oft
- Mindesttemperatur: 100–110 Grad
- Dauer der Schwitzperioden: höchstens 5–6 Minuten
- Tauchbad oder Dusche: 1/2 Minute bei 10–15 Grad
- Während der Ruhepausen sollten Sie reichlich Flüssigkeit zu sich nehmen
- Vier bis fünf Schwitzperioden reichen aus
- Zwischenpausen: 15–30 Minuten
- Nach dem letzten Saunagang müssen Sie mindestens noch dreißig Minuten ruhen

Gehen Sie ungefähr eine Stunde nach dem Saunabesuch zu Bett.
Es garantiert schnelles Einschlafen und gesunde Nachtruhe.

Wer nicht sicher weiß, ob seine Gesundheit einen Saunabesuch zuläßt, sollte sich mit dem Hausarzt darüber beraten, denn es gibt einige Krankheiten, die als Risiko gelten.
Eine leichte Altersherzinsuffizienz muß nicht ein grundsätzliches Sauna-Verbot bedeuten. Für Menschen mit niedrigem Blutdruck bedeutet die Sauna geradezu eine Therapie. Die Wechselwirkung zwischen kalt und warm regt Kreislauf und Herz an und verbessert die Pumpleistung des Herzens. Auch bei hohem Blutdruck muß man nicht unbedingt auf die Sauna verzichten, sofern nicht gleichzeitig eine schwere Arteriosklerose besteht.

Typische finnische Sauna

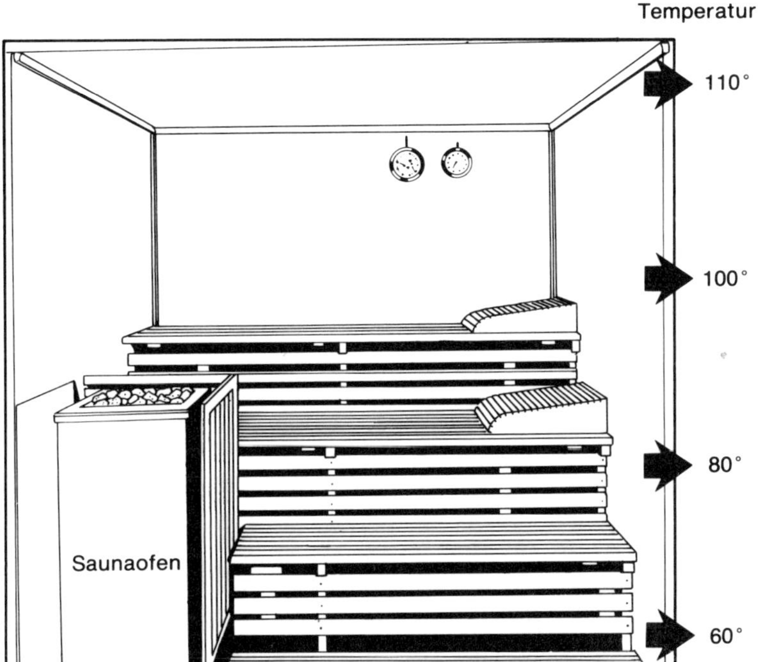

Auch Faulheit will gelernt sein
Wochenende, Urlaub, Kurlaub, Ferienzeit

Nicht jeder, der in Urlaub fährt, kommt gesund und erholt zurück. Dafür sind nicht nur die Krankheiten verantwortlich, die man sich am Urlaubsort zuziehen kann.
Während der Wochenenden und der Ferien soll sich der Mensch möglichst gut von den Belastungen des Alltags erholen. Dazu bedarf es einer vernünftigen Planung. Wer die Erkenntnisse der wissenschaftlichen Urlaubsforschung anwendet, bleibt gesünder und leistungsfähiger.

Ein gesundes Wochenende

Seit die 5-Tage-Woche allgemein eingeführt ist, hat das Wochenende ganz entscheidend an Bedeutung für die Erholung, Gesunderhaltung und Freizeitgestaltung gewonnen. Viele Menschen benützen die zwei freien Tage zu kleineren und größeren Reisen. Dagegen ist zunächst nichts zu sagen. Bestimmt nicht gesund ist es aber, Hunderte von Kilometern mit dem Auto zu fahren, wenige Stunden in einem andersartigen Klima zu verbringen, dem Körper extreme Leistungen abzuverlangen, um anschließend eine nervenzerreibende Rückfahrt anzutreten. Ständiges Fahren und Stehen in endlosen Blechkolonnen auf Autobahnen und Landstraßen ist darüber hinaus gefährlich. Die Aggressionen steigen stark an und belasten den Organismus.
Kein Wochenendziel sollte weiter als 150 km vom Wohnort entfernt liegen. Dabei ist es unerheblich, mit welchem Verkehrsmittel man die Reise antritt. Wer weiter wegfährt, verliert nicht nur wichtige Zeit durch An- und Abreise, sondern riskiert auch, seinen Körper durch einen übermäßigen Klimawechsel völlig zu überanstrengen. Daher sind zum Beispiel weite Flugreisen in südliche Länder für nur wenige Tage nicht nur der Erholung abträglich, sie können auch

Das Nervensystem

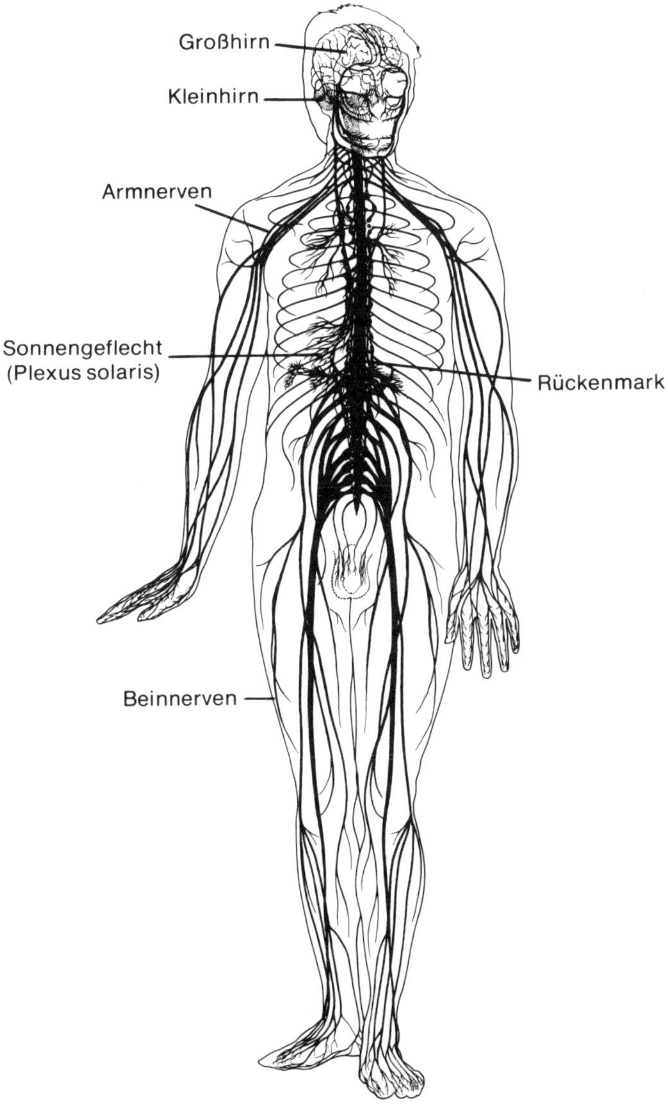

Krankheiten auslösen. Untersuchungen haben bewiesen, daß besonders Herz-Kreislauf-Leiden verstärkt während solcher Ausflüge auftreten. Natürlich ist die Gestaltung des Wochenendes weitgehend abhängig von Jahreszeit, Wetter und finanziellen Möglichkeiten. Dennoch ist eine gesunde Wochenendplanung zu jeder Jahreszeit, bei jedem Wetter und bei fast jeder Finanzlage möglich. Es geht einfach darum, die Forderungen der Ärzte an die Feierabendgestaltung auf das Wochenende zu übertragen.

Drei Hauptziele müssen erfüllt werden: körperliche Bewegung; sie ist als Ausgleich für einseitige Bewegungen oder Bewegungsmangel am Arbeitsplatz unbedingt erforderlich. Der zwischenmenschliche Kontakt; das Zusammensein mit Familie und Freunden, das Gespräch und die Kommunikation, der Austausch von Ideen, Gedanken und Phantasien. Eine gewisse Menge an Ruhe, Stunden ohne Lärmbelästigung.

Samstag und Sonntag sollten zusätzlich mindestens je drei Stunden intensiver körperlicher Bewegung beinhalten. Die gleiche Zeit ist für Ruhe und Begegnung nötig.

Ein ausgedehnter Spaziergang mit Familie oder Freunden durch ein großes Wald- und Erholungsgebiet erfüllt alle Forderungen. Hier finden Sie Ruhe, frische Luft, Zeit zu Gesprächen und körperliche Betätigung.

Auch die Schlafgewohnheiten am Wochenende sollten Sie überdenken. Wer während der ganzen Woche immer zur selben Zeit früh morgens aufstehen muß, hat am Samstag in aller Regel Schwierigkeiten, auszuschlafen. Da der Körper an einen festen Schlaf-Wach-Rhythmus gewöhnt ist, der sich aus den Forderungen des Alltags ergibt, kann er aus der Form, in die er gepreßt wurde, am Wochenende nicht herausfinden. Sinnlos wäre es, wenn Sie sich krampfhaft zum Ausschlafen zwingen wollten. Schlafen soll entspannen und nicht verspannen.

Ein Berufstätiger, der am Samstag zur gewohnten Zeit erwacht, sollte sich zunächst einmal in seinem Bett ganz bequem hinlegen und sich darüber freuen, daß er heute nicht arbeiten muß. Danach denkt er am besten an alle Vergnügungen, die er sich fürs Wochenende vorgenommen hat. Gelingt es ihm dabei, sich etwa eine halbe Stunde lang nur auf angenehme Gedanken zu konzentrieren, wird ihn oft ganz unmerklich erneut der Schlaf überkommen.

Wenn es um den Schlaf geht, beginnt das Wochenende nicht erst am Samstag. Zunächst mag der Gedanke reizvoll erscheinen, am Freitagabend einmal richtig lange ausgehen zu können. In der Hoffnung, dadurch einen längeren Schlaf am Samstagmorgen erzwingen zu können, sieht man sich fast immer getäuscht. Der 5-Tage-Rhythmus ist stärker als das Schlafbedürfnis des Körpers. Vielmehr sollte man gerade den Freitagabend dazu benutzen, einmal ganz früh ins Bett zu gehen. So wird das Wochenende durch frühzeitige Entspannung zur hochwirksamen Erholung.

Es gibt keine verbindliche Regel, wieviel Schlaf der menschliche Körper braucht. Das Schlafbedürfnis des einzelnen ist unterschiedlich. Es hat sich aber gezeigt, daß Menschen mit stärkerem Schlafbedürfnis in der Regel gesünder sind. Am Wochenende sollte die Nachtruhe auf mindestens 7–8 Stunden ausgedehnt werden. Nachtruhe muß nicht unbedingt festes Schlafen heißen. Auch das entspannte »Im-Bett-Liegen«, das »Wachträumen« am Morgen, gehört zur Nachtruhe.

Eine wichtige, von allen Jahreszeiten und Wettersituationen unabhängige Regel verlangt nach ausgedehntem Aufenthalt an frischer Luft. Am Samstag und Sonntag sollten Sie täglich mindestens 4–5 Stunden unter freiem Himmel verbringen. Das Wochenende muß erholsam und darf nicht anstrengend sein. Nicht nur starke Klimawechsel stellen eine unnötige Belastung dar, auch übermäßige Sonneneinstrahlung: Gewaltbräunen im Sommer wie im Winter schadet der Gesundheit. Die »gesunde Bräune« sieht nur gesund aus. Tatsächlich haben die Ärzte längst herausgefunden, daß gebräunte Haut schneller altert und häufiger erkrankt. Zu intensive Sonnenbestrahlung kann auch den Organen schweren Schaden zufügen. Sonnenbrand ist eine schwere Allgemeinerkrankung der Haut. Schon in leichter Form kann er Fieber auslösen. Kommt es auf der Haut zur Bildung von Blasen, stehen Herz und Kreislauf unter extremer Belastung. Wenn Sie im Sommer auf eine knusprigbraune Haut nicht verzichten wollen, müssen Sie bereits die ersten sonnigen Frühjahrstage dazu verwenden, den Körper an die noch mild strahlende Sonne zu gewöhnen. Aber auch in unseren Breiten kann man sich schon durch ausgiebiges Sonnenbaden im März einen kräftigen Sonnenbrand holen.

Ferien-Fahrplan

Berufstätige verfügen durchschnittlich über 4–5 Wochen Jahresurlaub. Statistische Erhebungen haben gezeigt, daß bestimmte Normen erfüllt sein müssen, wenn für diesen kurzen Zeitraum ein optimaler Erholungseffekt erzielt werden soll. So hat es sich herausgestellt, daß es nicht sinnvoll ist, die Urlaubstage über das Jahr zu verteilen, zum Beispiel jedes Vierteljahr eine freie Woche einzulegen. Der Jahresurlaub sollte zusammenhängend genommen werden, am besten im späten Frühling oder frühen Sommer. Die Einteilung hängt oft ab von Faktoren wie Schule, Betriebsferien, Reservierungsmöglichkeiten am gewählten Urlaubsort und dem Wetter. Die Forderungen der Ärzte an den Urlaub können daher nur als Richtlinien, nicht als strenge Regel aufgefaßt werden. Nicht zuletzt finanzielle Möglichkeiten spielen bei der Wahl des Urlaubsortes und der Urlaubszeit eine Rolle.

Wichtig: Je älter der Mensch ist, desto milder und dem Heimatort angepaßter muß das Klima am Urlaubsort sein. Mit der Zeit werden Sie herausfinden, daß es bestimmte Landschaften gibt, in denen Sie sich besonders gut erholen. Ein

Maßstab dafür ist die Leistungsfähigkeit nach dem Urlaub. Wenn Sie bereits kurz nach der Rückkehr aus den Ferien die tägliche Belastung als störend empfinden, wenn Sie lustlos an den Arbeitsplatz zurückkehren, dann haben Sie meist das falsche Klima und den falschen Urlaubsort gewählt. Der Haupturlaub sollte mindestens drei Wochen, besser vier Wochen dauern. Medizinische Untersuchungen haben bewiesen, daß wir 10–20 Tage brauchen, um Fehlreaktionen verschiedenster Art abzubauen. Manche Störungen des vegetativen Nervensystems treten sogar noch nach vier Wochen, am stärksten jedoch zwischen dem 10. und 20. Urlaubstag auf. Weniger wissenschaftlich ausgedrückt heißt das, daß sich der Mensch in einer gewohnten Umgebung am wohlsten fühlt. Gewohnte Umgebung in den Ferien heißt, daß Sie Ihren Badestrand kennen, sich mit den Nachbarn bekanntgemacht haben, vom Zeitungshändler gegrüßt werden, daß Sie sich an Ihr Bett, an veränderte Mahlzeiten und an einen geänderten Tagesablauf gewöhnt haben.
Der Wunsch nach Ferien im Süden ist verständlich. Es ergibt sich aus unserer normalen mitteleuropäischen Wettersituation. Die Sicherheit, daß am nächsten Tag die Sonne wieder scheint, der wohltuende Einfluß abendlicher Wärme, die Möglichkeit, um 10 Uhr abends noch im Freien zu sitzen, löst bei vielen ein Wohlgefühl aus. Besonders junge Menschen fühlen sich durch die südländische Atmosphäre angeregt und beschwingt. Leider herrscht in diesen Ländern während der Mittagszeit fast ständig eine gesundheitsschädigende Hitze. Auch der veränderte Luftfeuchtigkeitsgehalt kann unangenehme Nebenwirkungen haben. Die Einflüsse elektromagnetischer Felder auf den menschlichen Körper sind bekannt. Elektrische Erregungsabläufe werden bei extremer Lufttrockenheit stark verlangsamt. Dies kann zu Fehlreaktionen wie migräneartigen Kopfschmerzen, Übelkeit und Kreislaufzusammenbruch führen.
Wir Mitteleuropäer sind nicht daran gewöhnt, die im Süden

überall übliche Siesta, die Ruhepause während der größten Hitze, einzuhalten. Südländer wissen ganz instinktiv, daß während der Mittagszeit Aktivität gesundheitsschädlich ist. Man sollte sich den Lebensgewohnheiten daher weitgehend anpassen. Ein gemütlicher, ausgedehnter Mittagsschlaf im kühlen Schatten erweist sich als wirkungsvoller Schutz gegen die Mittagshitze. Mit einem kleinen Trick läßt sich die Entspannung verstärken: Ein halbes Glas warmes Bier, am späten Vormittag getrunken, löst kurz danach eine heftige Müdigkeitsreaktion aus, der Mittagsschlaf ist gesichert.
Das Klima am Urlaubsort darf sich keinesfalls zu sehr vom Klima am Heimatort unterscheiden. Vor allem, wenn der Urlaub nur drei Wochen dauert. Es gibt viele typische Südlandkrankheiten, die während solcher Reisen gehäuft auftreten. Fast die Hälfte aller Urlauber leiden unter erheblichen Magen-Darm-Beschwerden, Verdauungsstörungen und deren unangenehmen Folgeerscheinungen. Der Magen ist ein wichtiger Gradmesser für das persönliche Wohlbefinden. Störungen im Magen-Darm-Bereich drücken sich auf das gesamte Wohlbefinden viel intensiver aus als manche andere Krankheiten. Die Folge: 25 % aller Südlandreisenden kommen aus ihren Ferien kränker zurück, als sie vor dem Urlaub waren. So wird einerseits der Sinn der Erholung völlig verfehlt, zum anderen tritt bei Wiederaufnahme der Arbeit eine vermehrte Belastung ein. Der tägliche Streß wirkt sich jetzt noch schädlicher aus als vor den Ferien. Nun besteht verstärkte Krankheitsgefahr. Wenn bereits ein Vorschaden vorliegt, drohen insbesondere Herz-Kreislauf-Krankheiten.
Viele Urlauber, besonders im Süden, erkranken während des Aufenthaltes im Gastland, da sie sich nicht auf die klimatischen und ernährungsmäßigen Gegebenheiten ihrer neuen Umgebung einstellen wollen. Der Urlaub dient nicht nur dem Vergnügen, sondern ist eine der wichtigsten Voraussetzungen für die Erhaltung der Gesundheit. Er darf da-

her keinesfalls sinnlos vergeudet werden. Bestehende Krankheiten und Gebrechen sollten während der Ferien verringert oder sogar geheilt, nicht aber verschlimmert werden.

Wer über seinen 3–4wöchigen Sommerurlaub hinaus noch eine weitere Woche zur Verfügung hat, sollte auch diese möglichst gut planen. Ihre Verwendung ist natürlich besonders abhängig von Interessen wie persönlichen Hobbys, vom Wunsch nach sportlicher Betätigung und von den Möglichkeiten, die dem einzelnen je nach Wohnort zur Verfügung stehen. Es gelten hier jedoch die gleichen Grundsätze wie für den Sommerurlaub: nicht zu weit, nicht zu heiß, abwechslungsreich, aber ohne übermäßige Anstrengung. Der Kurzurlaub muß sich durch einen besonders kurzen Anfahrtsweg auszeichnen, der Klimawechsel darf auf keinen Fall groß sein. Empfehlenswert ist das deutsche Mittelgebirge. Hier herrscht ein optimales Erholungsklima.

Ein Urlaub an der deutschen Nord- und Ostsee sollte mindestens drei Wochen dauern. Wer nicht in Meeresnähe lebt, muß sich an ein Reizklima gewöhnen. Unter Reizklima verstehen wir eine Wettersituation, die unser vegetatives Nervensystem und die Abwehrfunktionen des Körpers reizt und so zu höherer Leistung anspornt. Dieses Klima wirkt unter Umständen gesundheitsfördernd, jedoch nur dann, wenn die Urlaubszeit für eine unter ärztlicher Kontrolle stattfindende Kur verwandt wird. Nach einer solchen Kur sollte eine Nachkur in einem milden Mittelgebirgsklima stattfinden. Wer auf einer Nordseeinsel Urlaub macht, sollte an die erheblichen vegetativen Schwankungen denken, die zwischen dem 10. und 20. Urlaubstag auftreten und dadurch den Erholungseffekt vermindern können.

Haut und Sonne

Manche Leute legen sich nur wenige Stunden in die Sonne, treffen keinerlei Vorsichtsmaßnahmen und sind anschließend dunkelbraun. Das aber ist nicht die Regel. Die meisten Sonnenhungrigen neigen eher dazu, auf die UV-Strahlen im Frühjahr mit einem heftigen Sonnenbrand zu reagieren. Durch die Einwirkung der ultra-violetten Strahlen werden die obersten Hautschichten verbrannt. Gegen diese Verbrennung schützt sich der Körper durch Einlagerung von Pigmenten in die Haut. Sonnenempfindliche Menschen müssen ihre Haut vorbereiten. Gut ist es, wenn man damit bereits vor dem Urlaub im Frühjahr beginnt, am vernünftigsten schon ab März mit kurzen Sonnenbädern auf dem Balkon und im Garten. Die letzten drei Tage vor den Ferien sollte man mindestens einmal täglich den ganzen Körper mit einer guten Hautcreme massieren, um eine verbesserte Durchfettung der Hornhautschichten zu erreichen. Wer außerordentlich empfindlich auf Sonnenstrahlen reagiert, kann heute vorbeugende Tabletten einnehmen, welche die Empfindlichkeit der Haut gegen Strahlen herabsetzt.
Urlauber unter südlichem Himmel sollten in den ersten Tagen täglich nicht länger als eine halbe bis zwei Stunden in der Sonne liegen. Selbst die besten Sonnenschutzmittel können sonst nicht vor Sonnenbrand schützen. In Verbindung mit Wasser, besonders Salzwasser, trocknen die UV-Strahlen die Haut stark aus. Das muß mit einer guten Fett- und Feuchtigkeitscreme ausgeglichen werden. Am Urlaubsort ist es außerdem ratsam, morgens nach dem Aufstehen kalt zu duschen und anschließend die Haut mit einer Hautcreme gründlich einzureiben. Erst am Strand wird das Sonnenschutzmittel aufgetragen. Sonnenöle verteilen sich besser als Cremes und dringen tiefer in die Hornhautschichten ein. Kommt man abends in sein Feriendomizil zurück, sollte man mit warmem Wasser und Seife den ganzen Körper gründlich

waschen, um die Sonnenschutzmittel restlos zu entfernen. Anschließend sollte noch einmal eine Creme oder Milch einmassiert werden. Nach Ihrem Urlaub erhalten Sie die Sonnenbräune länger, wenn Sie die Haut regelmäßig mit fett- und feuchtigkeitshaltigen Cremes pflegen.

Hygiene und Körperpflege

Körperpflege und Waschgewohnheiten unterlagen im Lauf der Geschichte den verschiedensten Einflüssen und Gewohnheiten. Religiöse Bräuche, äußere Umstände und Krankheitseinflüsse haben während Tausenden von Jahren zu den unterschiedlichsten Vorstellungen geführt. Daß mangelhafte Körperpflege ungesund ist, wird niemand bestreiten. Aber auch übertriebene Hygiene hat sich als falsch erwiesen. Moderne technische Entwicklungen, aber auch die Forschung nach den Krankheitsursachen führten in den USA der dreißiger und vierziger Jahre zu einer übertriebenen Furcht vor Bakterien. Nahrungsmittel wurden sterilisiert, das Zeitalter der Konservendose brach an. Nach zwanzig Jahren stellte sich heraus, daß gerade die Amerikaner am stärksten anfällig gegen viele Arten von Infektionskrankheiten waren. Heute weiß man, daß ein gewisser Mindestkontakt mit Schmutz und Bakterien notwendig ist, um im Körper alle Abwehrmechanismen zu wecken.

Als besonders schädlich stellte sich das fast schon hysterische Verhalten mancher Mutter heraus, die ihre Kinder ängstlich vor jedem Schmutz schützen wollte. Gerade die sogenannte Oralphase, das Lebensalter zwischen ein und zweieinhalb Jahren, in dem Kinder jeden Gegenstand, den sie in die Hände bekommen, in den Mund nehmen, ist entscheidend für die Fähigkeit des Körpers, Abwehrstoffe gegen Bakterien zu bilden. Wer seine Kinder während dieser Zeit übertrieben behütet, setzt ihre Widerstandskraft herab. In der Medizin spricht man von einer »gesunden Durchseuchung« der Bevölkerung. Möglichst viele Kinder sollten zum Beispiel die üblichen Kinderkrankheiten durchgemacht haben. Die meisten dieser Krankheiten schaden dem Kind nicht. Bekommt aber der Erwachsene etwa Mumps oder Windpocken, kann das gefährlich werden und auch lebenslange Spätfolgen nach sich ziehen.

Richtige Körperpflege

Waschen Sie Ihren Körper einmal am Tag mit einer milden Seife. Die Haut besitzt einen Säureschutzmantel, der Abwehrfunktion hat. Durch zu scharfe Seife oder ungeeignete Badezusätze wird er zerstört. Morgens nach dem Aufstehen und abends vor dem Schlafengehen sollte man kalt duschen. Waschen Sie sich vor der abendlichen Dusche mit Seife und warmem Wasser. Als Badezusätze dürfen nur natürliche Öle oder medizinisch empfohlene Badeessenzen verwendet werden. Falsche Badezusätze sind häufig schuld an allergischen Reaktionen des Körpers.
Künstliche Duftstoffe sowie Deosprays müssen maßvoll benutzt werden. Wenn Sie unter empfindlicher Haut leiden, sollten Sie auf Badezusätze und Sprays ganz verzichten.

Auch Zähneputzen will gelernt sein

Die Zähne sollten zweimal täglich etwa zwei Minuten lang gründlich gereinigt werden. Die Bürste darf nicht zu hart sein, sonst schädigt sie den Zahnschmelz. Bei elektrischen Zahnbürsten besteht die Gefahr, daß sie durch zu starken Druck den Zahnschmelz angreifen. Die Zähne sollten stets nach den Mahlzeiten geputzt werden. Falsch ist es, die Zähne vor dem Frühstück zu reinigen. Gerade die Nahrung dient den Bakterien als Brutstätte. Ein ausgesprochener Feind der Zähne ist der Zucker; Eltern tun ihren Kindern mit Süßigkeiten keinen Gefallen.

Schöne und gesunde Zähne verdanken Kinder ihrer Mutter. Wenn sie es versteht, ihnen die richtige Art des Zähneputzens schon im Alter von drei Jahren zur Gewohnheit zu machen, ist der Grundstein für ein gesundes Gebiß gelegt. In den meisten Gegenden Deutschlands ist das Leitungswasser mit Chlor versetzt und außerdem sehr hart. Das führt zu einer verstärkten Austrockung der Haut. Nach jeder gründlichen Waschung, besonders im Gesicht und an den Händen, sollten Sie daher ein Hautpflegemittel einmassieren.

Übermäßige Schweißbildung

Ständiges Schwitzen unter den Achseln, besonders aber Hand- und Fußschweiß, können Zeichen einer Krankheit sein. Die häufigste Ursache für diese unangenehmen Erscheinungen sind nervliche Überbelastung und seelische Übererregbarkeit. Waschen bringt hier wenig Abhilfe. Vielmehr muß die Ursache der seelischen Störungen beseitigt werden. Die heute in der Bekleidungsindustrie verwandten Kunststoffe fördern die Schweißbildung, da sie meist zu wenig luftdurchlässig sind. Wer unter Fußschweiß leidet, sollte auf jeden Fall ausschließlich reine Wollsocken tragen. Auch Gummistiefel und Turnschuhe fördern die Bildung von lästigem Fußschweiß. Vorzuziehen sind luftdurchlässige Sandalen und Lederschuhe. Dem unangenehmen Geruch kann durch lauwarme Fußbäder und Fußpuder vorgebeugt werden.

Gesund und froh bis ins hohe Alter

So wichtig wie gesunde Ernährung, körperliche Bewegung und geplante Freizeitgestaltung ist die Lebensfreude, wenn es darum geht, gesund und froh bis ins hohe Alter zu kommen. Alle Richtlinien können daher nur als Hilfsmittel angesehen werden, nicht als Gesetze. Ab und zu müssen wir über die Stränge schlagen. Wir brauchen dieses Ventil, um gesund zu bleiben. Der Alltag erlegt den meisten von uns Zwänge auf, denen hin und wieder zu entrinnen beglückend ist. Wir dürfen nicht unter den Forderungen, die wir an uns selbst stellen, leiden. Nur wenn wir uns wohl fühlen, bleiben Körper und Seele gesund.

Teil 2
Vorsorgen

Wehret den Anfängen

»Erkenne deine Feinde, dann kannst du sie leichter besiegen.« Dieser Lehrsatz wurde auf den Offiziersakademien der alten Griechen allen Schülern mitgegeben. Auch im Kampf gegen die Krankheit besitzt er Gültigkeit. Die Chance, eine Krankheit zu heilen, ist abhängig vom Zeitpunkt ihrer Erkennung. Die meisten Leiden können leichter, schmerzloser und schneller beseitigt werden, wenn sie am Anfang erfaßt werden. Wenn wir uns gründlich über die geheimen Signale unseres Körpers und die Frühzeichen einer Erkrankung orientieren, können wir die Behandlungsdauer abkürzen, viele Medikamente – und deren Nebenwirkungen – vermeiden und uns Schmerzen ersparen.

Vorsorge bezieht sich nicht nur auf Krebserkrankungen. In den letzten zehn Jahren hat es sich gezeigt, daß die wirksamste Waffe gegen diese Krankheit in der rechtzeitigen Diagnose besteht. Nur so konnten Erfolge erzielt werden. Fast die Hälfte der erwachsenen Bundesbürger nützt heute diese Chance. Auch die meisten anderen Krankheiten lassen sich in den Griff bekommen, wenn sie durch regelmäßige Vorsorge rechtzeitig erkannt werden.

Ein Beispiel mag das erläutern:

Etwa bei 4 % aller Neugeborenen findet man bei der Vorsorgeuntersuchung eine angeborene Hüftdysplasie. Auf einer, häufig aber auch auf beiden Seiten, ist die Hüftgelenkspfanne so flach angelegt, daß der nicht selten ebenfalls unterentwickelte Hüftkopf bei Belastung durch Stehen oder Gehen keinen Halt findet und nach oben aus der Pfanne herausrutscht. Aus einer Hüftdysplasie wird dann eine Hüftgelenksverrenkung.

Behandelt man dagegen das Neugeborene sofort mit einem sogenannten Spreizwindelhöschen – eine absolut schmerzfreie Prozedur –, entwickeln sich in fast allen Fällen normale Gelenkspfannen und Hüftköpfe. Wird das Leiden dagegen

Krebs

Tumor (bösartiger Verlauf) — Metastasen — Myom (gutartiger Verlauf)

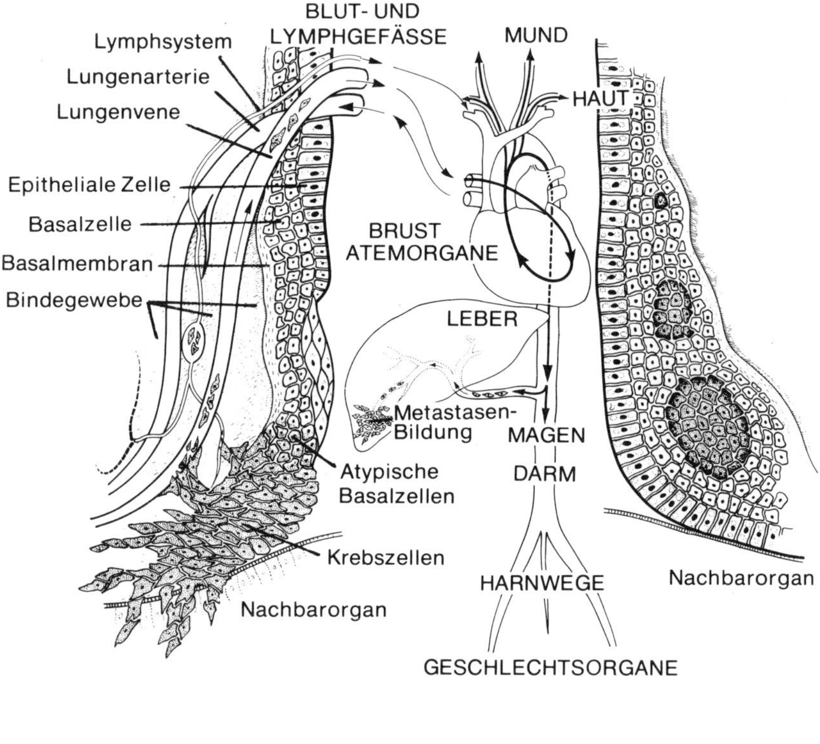

zu spät erkannt, besonders dann, wenn das Kind durch Gehen und Stehen schon belastet wurde, führen nur noch langwierige und tiefgreifende konservative und operative Behandlungen zu einem guten Ergebnis.
Nicht oder zu spät behandelte Fehlbildungen oder Verrenkungen der Hüftgelenke sind die häufigsten Ursachen der Hüftarthrose der Erwachsenen, die dann nur noch durch totalen Ersatz der erkrankten Gelenke durch künstliche Hüftgelenke gehfähig erhalten werden können.
Gerade an diesem Beispiel ist ersichtlich, wie Frühesterkennung und rechtzeitige Behandlung mit einer völlig schmerzfreien und nicht belästigenden Behandlungsmethode den Säugling vor schweren, ihn sein ganzes Leben lang belastenden Erkrankungen bewahren kann.
An dieser Stelle muß auch ein Wort über die Kosten des Gesundheitswesens gesprochen werden. Schließlich ist es unser aller Geld, das für zu spät einsetzende und daher unverhältnismäßig aufwendigere Behandlung auf den Tisch gelegt werden muß. Gerade am Beispiel der angeborenen Hüftschäden wird das deutlich. Während die Behandlung mit dem Spreizhöschen Kosten von ein- bis zweihundert Mark kaum übersteigt, ist die operative Korrektur eines einzigen Hüftgelenkes mit nahezu zwanzigtausend Mark zu veranschlagen. So segensreich sich Vorsorge auswirken mag, sie kann kein Allheilmittel sein. Wenn Symptome nur schwer erkennbar oder schwach ausgebildet sind, wenn der behandelnde Arzt vom Patienten nicht ausreichend informiert wird oder wenn die erkannte Krankheit zu den nur schwierig zu heilenden gehört, bleibt auch die Vorsorge nur ein Baustein im großen Mosaik der Medizin. Vor allem kann sie eines nicht: eine konsequent durchgeführte Behandlung ersetzen. Wenn etwa eine eitrige Entzündung mit einem Antibiotikum bekämpft wird, stellt der Patient oft mit Erstaunen fest, daß die Beschwerden bereits zwei Tage nach Beginn der Therapie abgeklungen sind. Nun darf er auf keinen Fall

aufhören, das Medikament weiterhin einzunehmen. Viele Mittel dieser Art hemmen nur das Wachstum der Bakterien, daher muß mindestens fünf Tage behandelt werden, damit alle Krankheitserreger unschädlich gemacht werden. Die tatsächliche Heilung erfolgt also erst mehrere Tage nach dem Verschwinden der Krankheitszeichen wie Schwellung, Rötung, Schmerz und Temperatur.
Zur Vorsorge gehört auch, nach einer durchgemachten Erkrankung den Rückfall zu vermeiden. Denken Sie immer daran, daß der Organismus nach einer schweren Allgemeinerkrankung noch über Wochen hinweg geschwächt sein kann. Auch wenn zunächst alles so aussieht, als ob der Patient geheilt sei, bleibt er anfällig gegen andere Leiden und bedarf weiterer Schonung. Belastungen müssen in dieser Zeit unterbleiben. Erst wenn die Erholungsphase vollkommen abgeschlossen ist, kann er als gesund betrachtet werden.

Sorge um das ungeborene Kind

Rechtzeitige Vorsorge verhindert Krankheiten und erspart unserer Volkswirtschaft Kosten. Im Laufe der Jahre wurden deshalb die Richtlinien zur Mutterschaftsvorsorge immer wieder erweitert. Von der Feststellung der Schwangerschaft bis zur Nachuntersuchung der Wöchnerin reicht das Vorsorge-Programm. Der Betreuungsfahrplan ist so angelegt, daß nach menschlichem Ermessen alle Gefahren rechtzeitig erkannt werden. Es liegt an jeder Schwangeren, durch genaues Einhalten aller Termine das Ihre dazu beizutragen, damit ihr Kind gesund das Licht der Welt erblickt. Nach neuestem Stand soll nach folgendem Schema vorgegangen werden:

– Erste Untersuchung nach Feststellung der Schwangerschaft! Möglichst frühzeitig, möglichst ausführlich. Dazu gehört: Krankheitsgeschichte der Familie, eigene Krank-

heitsgeschichte, Arbeits- und Umweltanalyse; eingehende gynäkologische Untersuchung, dazu Blutdruckkontrolle, Messung des Körpergewichtes, Blut- und Urinproben
- Alle Daten werden in einem Mutterschaftspaß zusammengefaßt
- In vierwöchigem Abstand werden alle Werte kontrolliert
- Tauchen irgendwelche Abweichungen von der Norm auf, sind eingehende Untersuchungen vorgesehen
- Jede Schwangere wird durch Blutanalysen auf Röteln und Lues (Syphilis) untersucht
- Blutgruppe und Rhesusfaktor werden bestimmt. Bei negativem Rhesusfaktor werden auch beim Vater des erwarteten Kindes Blutgruppe und Rhesusfaktor festgestellt
- Besteht Verdacht auf eine Unverträglichkeit der beiden Blutgruppen, trifft man besondere Vorsichtsmaßnahmen für die Geburt (z. B. Gesamtblutaustausch nach der Geburt)
- In den letzten beiden Schwangerschaftsmonaten ärztliche Untersuchung im Zweiwochen-Rhythmus

Besondere Aufmerksamkeit muß den Risikoschwangerschaften gewidmet werden. Von Risikoschwangerschaften spricht man, wenn auf Grund der Vorgeschichte oder der erhobenen Befunde mit einem erhöhten Risiko für Leben und Gesundheit von Mutter oder Kind zu rechnen ist.
Dazu gehören unter anderem:
- Erstgebärende unter 16 und über 30 Jahren
- Schwere Allgemeinerkrankungen der Mutter (Niere, Leber, Fettleibigkeit, Diabetes)
- Komplikationen bei vorausgegangenen Schwangerschaften
- Frühere Fehl- oder Frühgeburten aller Art
- Vorausgegangene Geburten von Kindern mit Mißbildungen oder angeborenen Stoffwechselkrankheiten
- Mehrlingsgeburten (Zwillinge, Drillinge)

Experimentell bewiesene Reflektionszonen und -Punkte

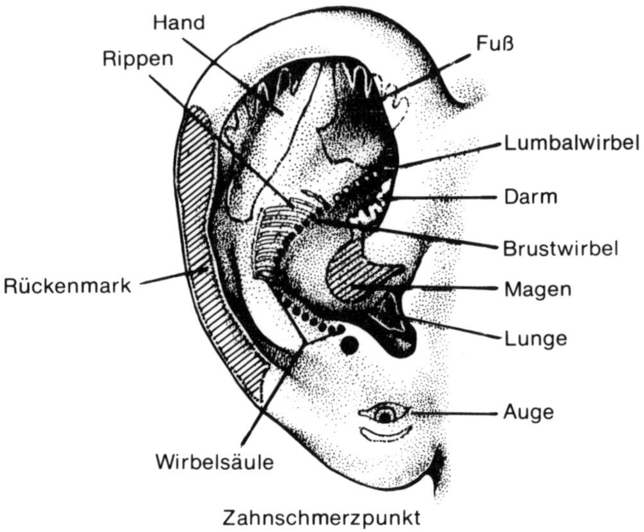

Wichtiger Tip für Mütter:
Bewahren Sie Ihren Mutterschaftspaß sorgfältig auf. Bei einer zweiten oder dritten Schwangerschaft kann er zu einem wertvollen Dokument und informativen Ratgeber für den Geburtshelfer und die Hebamme werden!

Das Baby – vom ersten Schrei an überwacht

Man darf das Neugeborene fast bedauern: Kaum ist der erste Lebensschrei verklungen, gerät es bereits in die Mühle unserer Zivilisation. Es wird betastet, abgehorcht, von allen Seiten beklopft, mit Nadeln gepiekst, gemessen und gewogen. Während der ganzen Kindheit und Jugend erfolgen immer wieder Kontrolluntersuchungen. Alle Ergebnisse legt der untersuchende Arzt in einem Vorsorgeheft nieder. So spielen häufige Arztwechsel, zum Beispiel durch Umzug bedingt, keine große Rolle mehr. Der Arzt kann sich an Hand der Eintragungen immer wieder von den Vorbefunden ein Bild machen und ist so nicht auf die subjektiven Eindrücke der Eltern angewiesen. Er muß natürlich gründliche Kenntnisse über die typischen altersgemäßen Verhaltensweisen der Kinder haben, um jederzeit zu erkennen, ob Fehlentwicklungen drohen. Das Neugeborene ist ja nicht in der Lage, selbst über sein Befinden Auskunft zu erteilen. Darum gehört die Betreuung der Säuglinge und Kleinkinder in die Hand des Kinderfacharztes oder des erfahrenen Hausarztes.
So sieht das gesetzliche Vorsorgeprogramm für Kinder aus:
- Neugeborenen-Erstuntersuchung unmittelbar nach der Geburt durch Hebamme oder Arzt. Geprüft werden Hautfärbung, Atmung, Reflexverhalten, Muskeltonus, Herztätigkeit, um sofort augenfällige Schäden oder gar lebensbedrohliche Zustände zu erkennen und notwendige Maßnahmen zu ergreifen
- Neugeborenen-Basis-Untersuchung (5. bis 10. Lebenstag):

Eingehende Untersuchung durch den Arzt, Erhebung der Vorgeschichte, Schwangerschaftsverlauf, Geburtsverlauf, BCG-Impfung (gegen Tuberkulose) und Rachitis-Prophylaxe, Guthrie-Test auf Phenylketonurie (schwere Stoffwechselstörung), Gesamteindruck, Entwicklungsstand, motorische Entwicklung, Herz und Lunge, Bauch, Geschlechtsorgane, Skelettsystem, Nervensystem, Sinnesorgane

- Untersuchung in der 4. Lebenswoche
- Untersuchung im 4. bis 6. Lebensmonat
- Untersuchung im 9. bis 12. Lebensmonat
- Untersuchung im 21. bis 24. Lebensmonat
- Untersuchungen im 4. Lebensjahr

Bei allen Untersuchungen geht der Arzt auf die Vorgeschichte, durchgemachte Krankheiten und vor allem auf die notwendigen Schutzimpfungen ein. Befunde werden in das Vorsorgeheft eingetragen, früher erhobene krankhafte Befunde kontrolliert.

Vorschlag für einen Impfplan für Kinder

1.–6. Lebenswoche:	BCG
3. Monat:	Erste Diphtherie-, Wundstarrkrampf- und Kinderlähmungsimpfung
5. Monat:	Zweite Diphtherie-, Wundstarrkrampf- und Kinderlähmungsimpfung
7. Monat:	Dritte Diphtherie-, Wundstarrkrampf- und Kinderlähmungsimpfung
12. Monat:	Masern-Lebend-Impfung
16. Monat:	Diphterie, Tetanus und Polio-Auffrischung
2. Lebensjahr:	1. Pockenschutzimpfung (heute immer mit Vorimpfung). Die Pockenschutzimpfung ist nicht mehr gesetzliche Vorschrift. Sie sollte aber vorläufig weiter durchgeführt werden, da in einer Reihe von außereuropäischen

	Ländern für die Einreise Impfzwang besteht. Mit der Vorimpfung verringert sich die Gefahr von Impfschäden erheblich. Dagegen besteht für nichtgeimpfte Kinder oder Erwachsene bei der Spätimpfung eine erhebliche größere Gefahr von Impfschäden als beim Kleinkind.
10.–12. Lebensjahr:	Auffrischungsimpfung Diphtherie und Tetanus, 4. Polio-Schutzimpfung
12. Lebensjahr:	2. Pockenschutzimpfung
14.–15. Lebensjahr:	Tetanus-Auffrisch-Impfung
11.–15. Lebensjahr:	Rötel-Schutzimpfung (für Mädchen), BCG-Schutzimpfung nur, wenn Tine-Test negativ

Krebsvorsorge
Früherkennung macht Krebs heilbar

Vor wenigen Jahren noch glich die Diagnose »Krebs« einem Todesurteil. Seitdem erzielte die Forschung Erfolge in der Krebsbekämpfung, die uns allen auch bei dieser schweren Krankheit Hoffnung geben. Wie bei anderen Leiden gilt auch hier: Je früher erkannt, desto größer die Heilungschance. Während die Fortschritte auf dem Gebiet der Krebsheilung noch zu wünschen übrig lassen, wurden durch die vorsorgenden Krebsuntersuchungen spektakuläre Heilungen möglich gemacht. Die Statistiken über die Krebserkrankungen der weiblichen Brustdrüse beweisen, daß sich durch rechtzeitiges Eingreifen die Chance vervielfacht, eine vollständige Ausheilung zu erreichen.

Das Lymphsystem

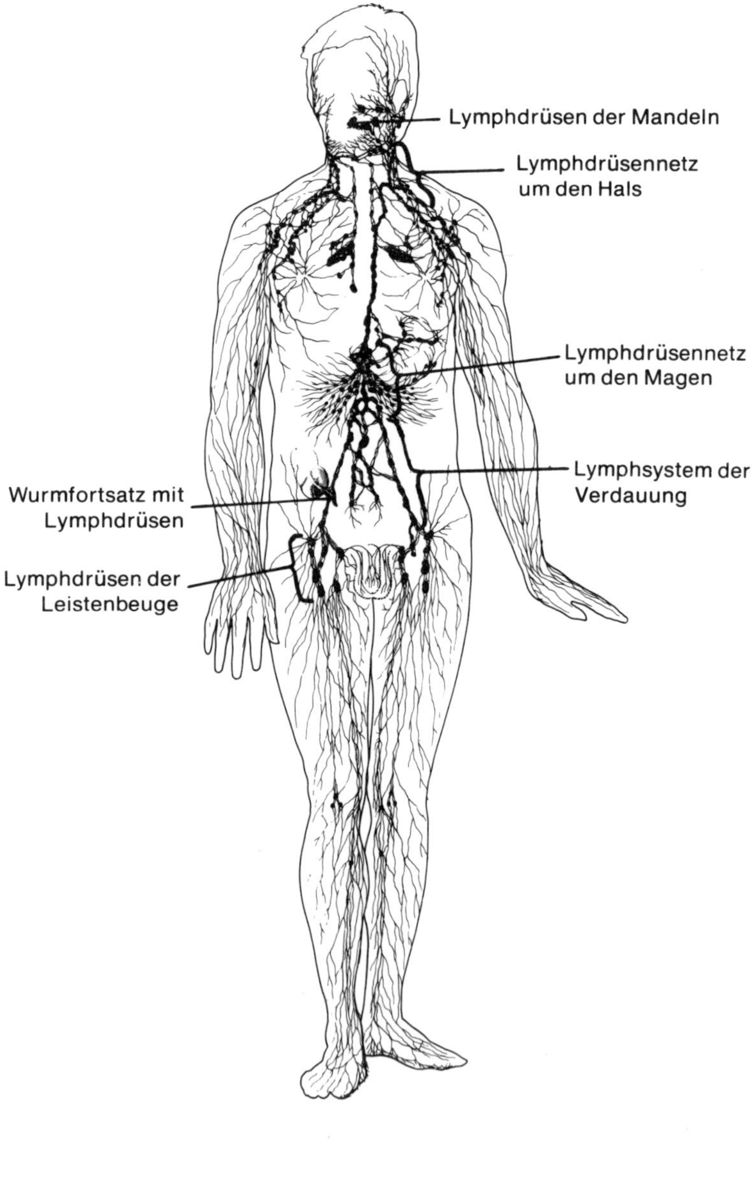

Ein Beispiel soll das erläutern:
Das Fortschreiten der Krebsgeschwulst der weiblichen Brust wurde von den Ärzten in vier Stadien eingeteilt:

- Stadium 1: Die Geschwulst besteht aus einem kleinen Knoten ohne Ausbreitung in Nachbargewebe
  Heilungsquote: 95–100 Prozent
- Stadium 2: Die Krebsgeschwulst beginnt, ins Nachbargewebe einzuwuchern
  Heilungsquote: 50 Prozent
- Stadium 3: Aus der Geschwulst sind Gewebsteile durch die Lymphgefäße in die Lymphknoten der Achselhöhle geschwemmt worden
  Heilungsquote: 10–20 Prozent
- Stadium 4: Metastasen (Tochtergeschwülste) haben sich in anderen Körperorganen angesiedelt
  Heilungsquote: 0–5 Prozent

Auf der Grundlage dieser Forschungsergebnisse wurden Vorsorgeprogramme erarbeitet und genaue Richtlinien herausgegeben, um möglichst viele Menschen vor der grauenvollen Krankheit zu schützen. Trotz intensiver Aufklärung beteiligen sich aber heute noch viel zu wenige Menschen an den kostenlosen Untersuchungen. So sieht das Angebot der Krankenkassen aus:

- Frauen haben vom Beginn des 30. Lebensjahres an Anspruch auf Untersuchungen zur Früherkennung von Krebserkrankungen, und zwar *einmal jährlich*

Zu der Untersuchung gehören:
Vorgeschichte, Untersuchung der Brustdrüsen und der umgebenden Lymphknoten, Untersuchung von Gebärmuttermund und -hals, Entnahme von Untersuchungsmaterial von Muttermund und aus dem Gebärmutterkanal, gynäkologische Untersuchung, rektale Untersuchung.

- Männer haben vom Beginn des 45. Lebensjahres an Anspruch auf Untersuchung, und zwar *einmal jährlich*
  Zu der Untersuchung gehören:
  Genaue Aufnahme der Vorgeschichte, Untersuchung des äußeren Genitales, rektale Untersuchung mit Abtasten der Vorsteherdrüse, Abtasten der umgebenden Lymphknoten, Laborkontrolle des Urins auf Eiweiß, Zucker und Blut.

Alle Untersuchungsergebnisse müssen genau aufgezeichnet und jedes Jahr mit denen vom Vorjahr verglichen werden. Taucht bei einem der Tests der Verdacht auf eine Krankheit auf, so sind weitere, eingehendere Untersuchungen vorgesehen, wie zum Beispiel die Mammographie, die röntgenologische Kontrolle der weiblichen Brüste, beim Mann Rektoskopie.

Äußert sich bei der Aufnahme der Vorgeschichte der Verdacht auf andere gut- oder bösartige Krankheiten, so muß auch dort weitergeforscht und ggf. behandelt werden. So wird auch nach den Verdachtssignalen für Lungenerkrankungen gefragt, wie zum Beispiel chronischem Husten, ständigem Auswurf und häufigem Räuspern.

Tips für Patienten:

- Bereiten Sie sich auf die Untersuchung gründlich vor
- Notieren Sie sich alle Beobachtungen, die Sie in den letzten Jahren bei sich gemacht haben
- Schreiben Sie sich alle Fragen vorher auf, damit Sie dem Arzt alles Auffällige anvertrauen können
- Benutzen Sie die Gelegenheit des Arztbesuches dazu, auch Ihren übrigen Körper einmal unter Beobachtung zu nehmen und evtl. Symptome zu schildern
- Finden Sie bei sich irgendwelche Zeichen von Unwohlsein oder Ungewohntheiten, so berichten Sie Ihrem Arzt darüber. Neben den bei der Krebsvorsorgeuntersuchung ausdrücklich angeführten Maßnahmen kann er bei Vorliegen eines Krankheitsverdachtes auch andere Untersuchungen durchführen

– Schreiben Sie sich den Termin für die nächste Untersuchung im Kalender auf, damit Sie ihn nicht versäumen. Ein Jahr »Vergessen« kann Ihnen teuer zu stehen kommen

Die geheimen Signale des Körpers

Sie werden bemerken, daß bestimmte Signale sich bei vielen Krankheiten wiederholen, weil unser Körper nur eine begrenzte Anzahl von Warnsignalen zur Verfügung hat.

Die stillen Signale

Ehe eine Krankheit deutliche Symptome zeigt, ruft unser Körper bereits um Hilfe. Dabei bedient er sich mancher Zeichen, die wir oft unbeachtet lassen. Gleichgültigkeit und Unkenntnis, aber auch mangelnde Empfindlichkeit lassen uns diese wichtigen Signale übersehen. Weil aber rechtzeitiges Erkennen den Ausbruch von Krankheiten verhüten und Heilungschancen verbessern kann, müssen wir lernen, auf die leisen Hilferufe zu lauschen. Wir müssen unseren Körper und seine Normalfunktion kennen und seine stillen Signale beachten.

– *Müdigkeit:*
  Übersteigertes Schlafbedürfnis (Norm: sieben bis acht Stunden)
  Bleierne Müdigkeit nach normaler Nachtruhe, Anfälle von verstärkter Müdigkeit während des Tages, Schwächegefühl nach körperlicher Anstrengung (Treppensteigen)

– *Leistungsknick:*
  Abfallen der Leistungsfähigkeit mitten am Tage
  Unerklärliches Nachlassen schulischer Leistungen von Kindern
  Leistungsknick ohne sonstige erkennbare Ursachen

– *Vergeßlichkeit, Konzentrationsstörungen:*
Akutes Nachlassen der Merkfähigkeit (Namen, Zahlen, Fakten)
Ungewolltes Abschalten während der Arbeit, zum Beispiel bei Besprechungen, Konferenzen
Häufiges Vergessen von Verabredungen, Terminen
Vergessen von Straßennamen

– *Gereiztheit:*
Unpassende Reaktionen auf Belastungen, Streitsucht, Rechthaberei, unverhältnismäßige Beharrlichkeit
Aggressive Fehlreaktionen im Straßenverkehr, Streit als Folge von Nichtigkeiten

– *Schlafstörungen:*
Einschlafstörungen, nächtliches Erwachen
Morgendliche Bettflucht (weit vor der Zeit)
dazu gehören:

– *Träume, Alpdrücken, Nachtschweiß:*
Beängstigende schwerste Träume mit mehrmaligem Aufwachen in der Nacht, meist schweißgebadet, Schreien im Schlaf

– *Völlegefühl, Blähungen, Durchfall:*
Chronische leichte Beschwerden im ganzen Verdauungstrakt, Herzschmerzen nach den Mahlzeiten, Magendrükken, das Gefühl, nach wenigen Bissen zu »platzen«
Chronische Durchfälle

– *Gewichtsverlust:*
Gewichtsabnahme ohne ersichtlichen Grund

- *Mundgeruch:*
  Häufig fauliger Geschmack, Mundgeruch trotz intensiver Zahnpflege
  Übelriechendes Aufstoßen

- *Potenzstörungen:*
  Langsames gleichmäßiges Nachlassen der Potenz bei gleichzeitigem Rückgang des sexuellen Interesses (vor allem zwischen dreißig und vierzig auffällig)

- *Haarausfall:*
  Plötzlicher über den ganzen Kopf verteilter Haarausfall (büschelweise)
  Isolierter kreisrunder Haarausfall

- *Juckreiz:*
  Juckreiz ohne ersichtlichen Grund (z. B. nach Genuß von Alkohol oder unter der warmen Bettdecke)

- *Schwindel:*
  Schwindel nach plötzlichem Aufstehen, beim Bücken, bei angestrengter Arbeit
  Schwindel an heißen Tagen
  Bei Wetterwechsel, bei nervlicher Anspannung, auch in Verbindung mit Kopfweh und Übelkeit

- *Zittern:*
  Feinschlägiges Zittern der Finger
  Zwei Arten:
  Beim Zugreifen verstärkt
  In Ruhe verstärkt, verschwindet beim Zugreifen
  Bei gleichzeitigem Kältegefühl in warmer Umgebung (steigendes Fieber)
  Im Wechsel mit Schwitzen

– *Nachtdurst:*
Mehrfaches nächtliches Erwachen und Aufstehen, um zu trinken

– *Nächtliches Wasserlassen:*
Vielfaches nächtliches Wasserlassen

– *Sehstörungen, Hörstörungen:*
Unscharf sehen, nah, weit
Blinzeln
Flimmern vor den Augen
Gesichtsfeldausfälle (grauer Fleck an einer bestimmten Stelle)
Lichtscheu
Ohrensausen, Ohrenschmerzen, Nachlassen der Hörfähigkeit (vor allem einseitig)

Die allgemeinen Signale

Während die stillen Signale als frühe Vorboten einer Krankheit überhörbar sind, rütteln uns die lauteren allgemeinen Signale meist wach. Hier kommt es mehr darauf an, sie rechtzeitig richtig umzusetzen, einen direkten Bezug zu der sich ankündigenden Krankheit herzustellen. Zum Wissen über die Frühzeichen muß das Wissen über die ersten Maßnahmen zur Bekämpfung der Krankheiten kommen. Kann zu diesem Zeitpunkt der Ausbruch der Erkrankung nicht mehr verhindert werden, kommt es darauf an, ihren Verlauf zu erleichtern. Auch hier gilt die Regel: je eher, desto besser. Schnelle, richtige Hilfe muß erfolgen, um die Heilung zu fördern:

– *Hautveränderungen:*
Blässe, Rötung, Hautfeuchtigkeit wie kalter Schweiß, Hauttemperatur, Veränderungen an der Elastizität (»teigige« Haut), Schuppenbildung, Exantheme (Hautausschläge wie bei den Kinderkrankheiten)

- *Tastbare Neubildungen:*
  Schwellungen jeglicher Art wie Knoten, Ödeme, Verhärtungen

- *Entzündungszeichen:*
  Die vier klassischen Merkmale einer Entzündung sind Rötung, Schwellung, Temperaturerhöhung, Schmerz

- *Chronischer Husten, chronische Heiserkeit:*
  Bei jedem Husten und jeder Heiserkeit, die länger als drei Wochen anhalten, muß der Arzt aufgesucht werden

- *Stuhlveränderungen:*
  Gelegentliche Kontrolle des Stuhlgangs auf Farbe (z. B. Hellfärbung, Blutbeimengung rot oder schwarz), auf Parasiten (z. B. Bandwurmglieder, Wurmeier, Spul- oder Madenwürmer), unverdaute Nahrungsbestandteile

- *Harnverhaltung, Ausscheidungsbeschwerden:*
  Spastische Schmerzen im Blasen- und Harnröhrenbereich, Brennen beim Wasserlassen, häufiger Harndrang, Harntröpfeln, schmerzhafte Harnverhaltung, Kontrolle des Urins auf Farbveränderungen (z. B. Blutbeimengung), auffälliger Geruch des Harns

- *Erbrechen, Durchfall:*
  Erbrechen als typisches Symptom für: psychische Störungen, Erkrankungen des Zentralnervensystems, Aufnahme giftiger oder unverdaulicher Speisen
  Akuter Durchfall bei infektiösen Darmerkrankungen in Verbindung mit farblichen Veränderungen des Stuhls

- *Benommenheit, Kollaps, Ohnmacht, Bewußtlosigkeit:*
  Jede Bewußtseinstrübung mit eigener Symptomatik und je nach Krankheitsursache typischem Verlauf. Wichtig:

Für den Arzt jede Veränderung im Zeitraum vor dem Ausbruch bis zum ärztlichen Eingreifen genau merken, evtl. notieren; hieraus kann der Arzt wichtigste Hinweise für Diagnose und Therapie gewinnen
»Erste-Hilfe-Maßnahmen« genau studieren!

– *Schmerz:*
Der Schmerz als lauter Schrei nach Hilfe darf niemals überhört werden! Analysieren Sie als Hilfe für den Arzt die Schmerzqualität und -quantität: Wie oft aufgetreten, seit wann bemerkt? Zum Beispiel morgens, mittags, abends. Vor den Mahlzeiten, nach den Mahlzeiten, nach bestimmten Speisen oder Getränken (Nahrung der letzten 24 Stunden notieren), Nachtschmerz, nach körperlicher oder geistiger Tätigkeit, nach Sport oder Spiel
Schmerzrhythmus. Zum Beispiel gleichmäßig zunehmend, wellenweise, gelegentlich auftretend, jedesmal etwas stärker
Schmerzart. Zum Beispiel ziehend, schneidend, klopfend, raumfordernd, beengend, kolikartig, stechend, brennend
Schmerzlokalisation. Zum Beispiel halbseitig ausstrahlend, Veränderungen während des Verlaufes, Schmerzvergleich, zum Beispiel »Diese Schmerzen habe ich früher schon gehabt, damals wurde eine . . . festgestellt«

Erkältung, Grippe

Beide völlig unterschiedlichen Krankheiten werden von den meisten Menschen verwechselt oder in einen Topf geworfen. Dabei unterscheiden sie sich wesentlich voneinander. Gemeinsam haben sie nur eines: Sie werden von Viren ausgelöst.

Die wichtigsten Unterschiede:
Erkältung: Meist in Verbindung mit Husten, Schnupfen, Heiserkeit, mehr oder weniger starker Bronchitis. Nur selten Fieber. Dauer acht bis vierzehn Tage. Am längsten hält sich meist der Schnupfen, gelegentlich Kopfschmerzen, auch im Stirnbereich als Folge einer begleitenden Nebenhöhlenreizung oder -entzündung.
Grippe: Schwäche, Übelkeit, Kopfweh, hohe Temperaturen, Schlafstörungen, Gliederschmerzen. Selten Schnupfen oder Husten als Begleiterscheinung. Gelegentlich Halsschmerzen, oft Lymphknotenschwellungen. Dauer zwei bis vier Wochen. Manchmal »zweite Grippe« nach symptomfreiem Intervall von ein bis drei Wochen Dauer. Lebensgefahr für alte Menschen mit Herz-Kreislauf-Krankheiten bei Zusammentreffen mit anderen schwersten Allgemeinerkrankungen, bei geschwächten Kleinkindern und Säuglingen (vor allem bei nichtgestillten!). Die Erkältung bricht oft innerhalb weniger Stunden aus oder ist morgens plötzlich da, während die echte Grippe während ein bis vier Tagen stille Vorboten wie Abgeschlagenheit, Müdigkeit, Reizbarkeit, leichte Kopfschmerzen, Schwindel und Übelkeit zeigt.
Fieber: Auslösende Ursachen sind: in der Blutbahn kreisende Bakteriengifte oder Bakterienzerfallprodukte; im Blut enthaltenes artfremdes Eiweiß; allergische Reaktion auf Fremdstoffe im Organismus.
Normalverlauf: Steigende Temperaturen führen zu Frieren und Schüttelfrost, zum Beispiel typischer Tagesverlauf der Temperaturkurve mit morgens niedrigen Werten, im Verlauf des Vormittags bis zum frühen Nachmittag Frieren, am späten Nachmittag stark erhöhte Werte ohne Frieren oder Schwitzen, im Laufe der Nacht Absinken der Werte unter erheblicher Schweißbildung. Nach Abklingen der Erkrankung Rückkehr zu Normalwerten über vierundzwanzig Stunden mit häufig wiederkehrenden Schweißausbrüchen, die noch mehrere Tage anhalten können. Sehr wirksame

und gut verträgliche Maßnahme zur Fieberbekämpfung bei Erwachsenen und Kleinkindern: stündlich erneuerte feuchtkalte Wadenwickel (um beide Unterschenkel je ein mit kaltem Wasser gründlich naßgemachtes Frotteehandtuch wickeln). Für reichliche Flüssigkeitszufuhr sorgen, den Salzverlust beim Schwitzen nicht vergessen. Er kann Kreislaufschwäche und Muskelschmerzen auslösen (einmal täglich eine gut gesalzene Fleischbrühe reichen, ausgenommen bei schweren Allgemeinerkrankungen mit strengem Salzverbot). Bei Fieber ist stets Bettruhe angezeigt (Achtung, beim Aufstehen droht Kreislaufkollaps!).

Impfpistole – Handliche Waffe gegen Grippe-Epidemien

Bei Erkältungskrankheiten und Fieber sind die ärztlichen Maßnahmen zunächst beschränkt. Der Kreislauf wird überwacht und notfalls unterstützt, die Begleitsymptome wie Fieber, Kopfschmerzen, Husten, Schnupfen und Halsschmerzen werden durch entsprechende Medikamente erleichtert.

Unsere Aufmerksamkeit muß der Vorsorge gelten. Gegen Erkältungen schützt man sich am besten durch Abhärtung mit viel frischer Luft (Schlafen bei geöffnetem Fenster während des ganzen Jahres), kalte Duschen und Wechselbäder, Sauna. Regelmäßiges Herz-Kreislauf-Training, ausreichende Zufuhr von Vitaminen, vor allem in Zeiten erhöhter Infektionsgefahr wie Herbst und Frühjahr. Auch ausreichende Eiweißzufuhr hilft. Engem körperlichen Kontakt sollte man aus dem Wege gehen, vor allem in Massenverkehrsmitteln und bei Menschenansammlungen (Tröpfcheninfektion).

Bei Grippegefahr muß durch Schonung, vitaminreiche Aufbaukost und Abhärtung eine Abwehrgrundlage für den Körper geschaffen werden. Als beste Waffe erwies sich bisher die Grippeschutzimpfung. Ihre Verträglichkeit ist als hervorragend nachgewiesen, Impfschäden traten bisher außerordentlich selten auf. Sie sollte Ende des Sommers, am besten Mitte September durchgeführt werden und verleiht dann während des ganzen Herbstes und Winters einen guten Schutz gegen Grippe-Erkrankungen. In siebzig bis achtzig Prozent der Fälle verhütet sie den Ausbruch der Krankheit, in den restlichen erleichtert sie den Ablauf so sehr, daß eine akute Gefahr nicht mehr besteht. Durch Einkreuzen immer neuer Grippe-Virus-Stämme wird der Impfstoff ständig auf dem neuesten Stand der medizinischen Forschung gehalten.

- Personen mit herabgesetzter Abwehrlage, in hohem Alter, bei Vorliegen von Herz-Kreislauf-Schwächen oder sonstigen schweren Allgemeinerkrankungen sollten sich jeden Herbst impfen lassen
- Während einer Epidemie oder bei ersten Anzeichen einer beginnenden Infektion kommt der Impf-Schutz im allgemeinen zu spät
- Die Impfung schützt nicht gegen einfache Erkältungskrankheiten
- Die Anwendung von Antibiotika bei Erkältung oder Grippe (Penicillin oder ähnliches) dient lediglich der Abwehr von bakteriellen Überinfektionen während der Erkrankung. Eine Bekämpfung von Grippe- oder Erkältungsviren durch diese Medikamente ist sinnlos
- Eine durchgemachte Grippe erfordert, vor allem beim Kleinkind oder beim älteren Menschen, eine ausreichende Erholungsphase von ein bis drei Wochen, je nach Allgemeinzustand und Schwere der Erkrankung

Das Gehirn – die zentrale Leitstelle

Unser Nervensystem, besonders aber das Gehirn, leistet ein Ausmaß an Arbeit, das bis heute noch nicht ganz erfaßt und erforscht werden konnte. Viele Funktionen lassen sich mit denen eines Computers vergleichen. Das Netz der Gehirnzellen mit ihren gegenseitigen Informationsmöglichkeiten ähnelt in manchem dem Inneren eines Elektronenhirns. Viele Aufgaben werden auf vergleichbare Weise gelöst. Grundlage beider Schaltzellen ist die Weitergabe von elektrischer Energie oder Erregung. Die komplizierten Vorgänge wie Phantasie oder Gedächtnis erweisen sich dagegen als so schwer faßbar, daß es bis heute nur zahlreiche unbewiesene Theorien über deren Arbeitsweise gibt. Das Gehirn umfaßt zweieinhalb Prozent des Körpergewichts, verbraucht aber fünfundzwanzig Prozent des aufgenommenen Sauerstoffs. Das mag anschaulich schildern, wie zahlreich und wichtig die Aufgaben unseres Zentralnervensystems sind. So wichtig seine Bedeutung für alle Abläufe unseres Organismus ist, so abhängig ist es von einer stets optimalen Sauerstoffversorgung. Krankheiten des Gefäßsystems, die mit einer Minderdurchblutung des Gehirns einhergehen, müssen schwerste Folgen nach sich ziehen. Unser Gehirn darf keinen Schaden erleiden. Die Vielfalt des Arbeitsbereiches bedeutet natürlich auch eine große Zahl von Symptomen, wenn ein Teil des Hirns von Krankheiten bedroht wird. Leitsymptom bleibt der Kopfschmerz. Vor allem länger anhaltende dumpfe, nicht genau lokalisierbare Schmerzen müssen neurologisch abgeklärt werden.

- *Kopfschmerzen im Stirnbereich:*
  Stirnhöhlenreizung, Nebenhöhlenreizung, Augenkrankheiten, Kurzsichtigkeit, Weitsichtigkeit, Übersichtigkeit

- *Kopfschmerzen im Schläfenbereich:*
  Gefäßkopfschmerzen als Folge von Gefäßverengungen, Entzündungen von Blutgefäßen, nervös- oder wetterbedingte Gefäßverengungen oder -erweiterungen, Nikotin- oder Alkoholmißbrauch

- *Kopfschmerzen im Hinterkopf:*
  Meist vom Nacken ausstrahlend als Nebenwirkung von Muskelverspannungen im Hals-Nacken-Bereich, Fehlhaltungen der Halswirbelsäule

- *Kopfschmerzen im ganzen Schädel:*
  Vorübergehend bei Fieber, Erkältungen, Grippe, Magenschleimhautentzündung, infektiösen Allgemeinerkrankungen, nach alkoholischen Exzessen, nach zuviel Nikotin, bei schnellem Wetterwechsel (Durchzug von Warm- oder Kaltfronten), bei nervlicher oder psychischer Überbelastung, bei Hirnhautentzündung oder Gehirnentzündung (Impf-Enzephalitis)
  Längerdauernd bei raumfordernden Prozessen im Schädelinneren, gutartigen oder bösartigen Hirntumoren, Gefäßmißbildungen im Gehirn, chronischer Vergiftung, Bluthochdruck, gelegentlich auch chronisch-niedrigem Blutdruck

- *Halbseitiger Kopfschmerz:*
  In Verbindung mit Übelkeit, Brechreiz bis zum Erbrechen und Flimmern vor den Augen: Migräne.
  Über die Ursache der Migräne gibt es zahlreiche Theorien, die Behandlung erweist sich bislang als immer noch sehr problematisch, vor allem in schweren Fällen

Bei allen Arten von Kopfschmerzen sind Ruhe, Entspannung, Kühlung der Schädeldecke und schwache Beleuchtung vorrangige Maßnahmen der Eigenbehandlung. Vorbeugend helfen:
- Meiden von übermäßiger Sonneneinstrahlung
- Alkohol und Nikotin sind geradezu klassische Kopfschmerz-Auslöser
- Regelmäßiger Ausgleichssport, körperliche Betätigung, viel frische Luft, Spaziergänge, Gymnastik

– Regelmäßige Wirbelsäulengymnastik, bei beginnenden oder bereits vorhandenen Verspannungen Massagen, Schwimmen, krankengymnastische Übungsbehandlung, Rotlichtbestrahlungen

Hitzekollaps – Hitzschlag – Sonnenstich

Bei übermäßiger Wärmezufuhr von außen muß der Körper das Kühlsystem kräftig in Gang halten. Dabei wird die Hautdurchblutung stark erhöht und Wärme aus dem Körperkern an die Körperoberfläche geschafft. Gleichzeitig bilden die in der Haut liegenden Schweißdrüsen eine salz- und fettsäurenhaltige Flüssigkeit, die auf der Oberfläche verdampft und dadurch eine Kühlung der äußeren Hautschichten hervorruft. Durch Luftzug wird der Verdunstungsvorgang beschleunigt. Der Körper verliert mehr Wärme (als unerwünschter Vorgang beim Tragen feuchter Kleidung in zugigen Räumen: Erkältungsgefahr!). Bei schwacher Blutdruckausgangslage besteht die Gefahr, daß durch die großen Mengen in die Haut gespültes Blut dem Gehirn ein zu geringer Druck angeboten wird, der Körper bricht zusammen. Der Kopf wird im Liegen zum niedrigsten Teil des Körpers und dadurch besser durchblutet. Die Ärzte sprechen dabei vom Entspannungs-Kollaps, der als Selbsthilfe des Organismus anzusehen ist.
So beugen Sie vor:

– Bei Blässe Kopf tief, bei Rötung Kopf hoch lagern
– Bei starker Schweißbildung Wasser- und Salzverlust ausgleichen
– Durch regelmäßiges Herz-Kreislauf-Training den Blutdruck normalisieren und belastbarer machen
– Leichte, luftige Kleidung tragen, enge Kragen meiden, rechtzeitig Schatten aufsuchen
– Alkohol strikt meiden, da er die Hautdurchblutung weiter erhöht

Der Hitzschlag entspricht in etwa dem Sonnenstich. Durch übermäßige Wärmezufuhr zum Gehirn kommt es zu schwersten Störungen im Zentralnervensystem. Das wichtigste Symptom ist neben Kopfschmerz, Schwindel und Übelkeit eine trockenheiße Haut. Das Wärmeregulationszentrum hat seine Tätigkeit eingestellt, der Wärmestau im Körper verstärkt sich ununterbrochen. Jetzt besteht akute Lebensgefahr, schnelle Hilfe ist sofort erforderlich. (Arzt herbeirufen, Kühle, Ruhe, Entspannung, Dunkelheit!)

- Salz-Wasser-Haushalt auf Wärmebelastung vorbereiten
- Luftige, schattenspendende Kopfbedeckung tragen
- Achtung bei Sport im Freien: Durch den Windzug wird die Intensität der Infrarotstrahlung der Sonne oft unterschätzt. Sie kann im Schädelinneren einen Wärmestau auslösen, ohne daß der Betroffene stark schwitzt. Kopfbedeckung tragen!
- Bei den geringsten Zeichen des Unwohlseins sofort ins Kühle gehen, dort ruhen
  Vorboten sind:
  Schüttelfrost in der Sonne, Kopfweh, Schwindel, Übelkeit, Völlegefühl, Mattigkeit, Gähnen in der Sonne

Das Auge – Edelstein unter den Sinnesorganen

Ein berühmter Augenarzt sagte einmal: »Bekäme ich ein optisches Instrument mit so vielen Fehlern wie das Auge geliefert, ich würde es sofort zurückgeben!« Wieviel das fehlerhafte Auge tagtäglich leistet, zeigt sich erst, wenn ein Mensch sein Augenlicht verliert. »Eingetaucht in die ewige Nacht« nennen die Dichter den Erblindeten. Gerade weil der Verlust der Sehkraft so schwer wiegt, muß das Auge während des ganzen Lebens besonders behütet werden. Die moderne Augenheilkunde hat viele Wege gefunden, Blindheit und die Folgen schwerster Sehfehler zu verhüten, wenn die Ursachen rechtzeitig erkannt werden.

Zu den Vorsorgeuntersuchungen nach der Geburt kommt die Prüfung des Auges auf Lichtempfindlichkeit. Während der Kindheit ist es in die Hände der Eltern gelegt, auf alle Zeichen einer gestörten Sehfähigkeit ihrer Kinder zu achten.
So kündigen sich die häufigsten Sehfehler an:
- Häufiges Blinzeln oder Zusammenkneifen der Augen
- Mangelhafte schulische Leistungen
- Häufiges Klagen über Kopfschmerzen im vorderen Teil des Kopfes

Alle Beschwerden im Augenbereich müssen durch eine gründliche augenfachärztliche Untersuchung abgeklärt werden. Das »Erstmal-Abwarten« kann beim Auge schlimme Folgen nach sich ziehen. Angst vor dem Augenarzt braucht niemand zu haben, die meisten Behandlungen sind vollkommen schmerzfrei.

- *Schmerzen:*
  Hornhautverletzungen, Fremdkörper im Auge, Iritis (Entzündung der Iris), Glaukom (grüner Star = Erhöhung des Augeninnendruckes)

- *Verschleiertes Sehen:*
  Linsenfehler, Hornhautnarben, Netzhautablösung, Störungen der Durchblutung oder der Augennervenfunktion

- *Bindehautvereiterung:*
  Bakterielle oder virusbedingte Entzündung der Bindehaut

- *Überanstrengung der Augen:*
  Vor allem nach schwierigeren Arbeiten oder längerem Lesen: Linsenfehler, Kurzsichtigkeit oder Weitsichtigkeit

Sehproben-Tafel für 1,25 m Abstand

7%	3 8 9
12%	5 7 2
14%	1 3 9 6
18%	9 3 8 4 2
21%	8 9 4 2 7 5
25%	2 6 0 5 1 4 7
40%	4 1 0 6 2 7 5 3
70%	0 8 7 2 5 0 1 3 9
80%	7 2 4 9 3 5 6 8 1
90%	3 5 9 7 1 9 6 8 0 2 4
100%	6 8 9 4 2 0 9 3 5 7 1

Betrachten Sie diese Sehtafel aus 1,25 m Entfernung. Zuerst mit dem linken Auge, dann mit dem rechten. Können Sie die unterste Zahlenreihe noch gut lesen, verfügen Sie über die volle Sehstärke. Können Sie nur die zweite Reihe von unten gut erkennen, beträgt Ihr Sehstärke-Rest 90 %, bei der dritten Reihe 80 % etc.

– *Lichtscheu:*
Entzündung der Iris, Verbrennung der Hornhaut durch Ultraviolettstrahlen (das entspricht dem Verblitzen des Auges beim Elektroschweißen, im Schnee und an der See)
Hornhautgeschwüre

– *Flecken vor den Augen:*
Trübungen des Glaskörpers (der Masse, die das Innere des Augapfels ausfüllt), selten Beginn einer Netzhautablösung

– *Doppeltsehen:*
Hirntumor, Erkrankungen der Augenmuskulatur, selten Entzündungen der Hirnnerven

Der »graue« und der »grüne« Star

Außer dem Namen haben diese beiden Krankheiten fast nichts gemeinsam. Beim grauen Star handelt es sich um eine meist im späteren Lebensalter langsam zunehmende Trübung der Linse durch Kalkeinlagerung. Wenn der ältere Mensch bei sich ein Nachlassen der Sehfähigkeit in allen Entfernungsbereichen feststellt, sollte er den Grad der Trübung durch den Augenarzt prüfen lassen. Hilfe bringt die operative Entfernung der natürlichen Linse, die durch Kontaktlinsen oder Brillen ersetzt werden kann.
Der »grüne Star« tritt meistens erst nach dem 40. Lebensjahr auf. Er äußert sich in einer Druckerhöhung des Innenauges als Folge einer Abflußbehinderung des Kammerwassers. Es gibt die akute und chronische Form der Erkrankung. Die erstere tritt unter starken Schmerzen und Bildung von Regenbogenringen vor Lichtquellen auf und führt den Erkrankten fast immer selbst zum Arzt.
Wird der akute Anfall nicht innerhalb von 1–2 Tagen behandelt, kann es zu dauernder Erblindung kommen.

Die chronische Form läuft schleichend und oft zunächst ohne jegliche Beschwerden ab. Die Erkrankung wird in diesem Stadium bei einer gelegentlichen Augenuntersuchung (z. B. bei einer Brillenverordnung) entdeckt. Durch regelmäßige Tropfenbehandlung wird im allgemeinen eine Verschlechterung verhindert. Jedoch kann auch diese Form infolge von Streß akut werden. Dann hilft nur noch die Operation, die meist Dauerheilung bringt.
Der medizinische Fachausdruck für den »grünen Star«: Glaukom.

Schielen

Dieser Augenfehler, angeboren oder in früher Kindheit aufgetreten, muß nicht nur aus kosmetischen Gründen behandelt werden. Unbehandelt führt Schielen in kurzer Zeit zur unheilbaren Sehschwäche auf einem Auge. Hier zeigt sich besonders eindrucksvoll der Wert frühzeitiger Hilfe: Im Alter von einem Jahr reicht meist ein Augenverband für eine Woche. Mit sechs Jahren benötigt man ein ganzes Jahr, um das gleiche zu erreichen.
Gelingt es nicht, den Fehler mit einem Augenverband auszugleichen, hilft fast immer eine operative Korrektur der Augenmuskeln.

Brillen und Kontaktlinsen

Reicht die natürliche Brechkraft der Augenlinse nicht aus, ein scharfes Bild auf die Netzhaut zu werfen, dann muß zunächst durch den Augenarzt festgestellt werden, worin die Ursache dafür liegt und wie groß der Linsenfehler ist. Als internationales Maß dafür gilt die Dioptrie. Sie wird in Dezimalzahlen mit einem Plus oder einem Minus vor der Ziffer ausgedrückt, wobei das Zeichen Minus Kurzsichtigkeit bedeutet.

Liegt eine Veränderung der Brechkraft vor, muß durch eine künstliche Linse ausgeglichen werden. Während beim Kind und Jugendlichen dieser Ausgleich durch eine Brille erreicht wird, kann heute beim erwachsenen Menschen mit einer Kontaktlinse volle Sehkraft erzielt werden. Kontaktlinsen weisen nicht nur kosmetische Vorzüge auf. Bei zahlreichen schwereren Sehfehlern helfen sie besser als Brillen. Leider vertragen aber nicht alle Menschen Kontaktlinsen.

Tips:
- Jede Veränderung an den Augen muß *sofort* vom Augenfacharzt untersucht und behandelt werden
- Tragen Sie bei allen Arbeiten mit Säuren, Laugen, spritzenden Flüssigkeiten, Schweißgeräten oder Farben eine Schutzbrille
- Tragen Sie bei starker Sonnenstrahlung nur eine hochwertige Sonnenbrille
- Lassen Sie ab Ihrem vierzigsten Lebensjahr einmal jährlich den Augeninnendruck durch einen Augenarzt messen
- Kontrollieren Sie bei Ihren Kindern regelmäßig die Augenstellung und die Sehschärfe
- Benützen Sie zum Lesen oder bei Arbeiten mit starker Augenbelastung (Stricken, Basteln) stets eine ausreichende Lichtquelle

Der Mund erlaubt einen schmerzlosen Blick ins Innenleben

Strecken Sie Ihrem Arzt öfters die Zunge raus, für ihn ist das keine Beleidigung. Die Oberfläche dieses so vielseitigen Instrumentes gibt ihm wichtige Aufschlüsse über Ihr Innenleben. Verfärbungen oder dauernder Zungenbelag weisen auf zahlreiche Krankheiten hin. Auch Mundgeruch und Schleimhautveränderungen sind Zeichen für krankhafte

Prozesse verschiedener Art. Wenn Ihr Hausarzt Sie auffordert, die Zunge herauszustrecken, bekommt er einen freien Blick auf die Mandeln und die hintere Rachenwand. Kontrollieren Sie aber auch selbst gelegentlich Ihre Mundhöhle:

- *Weißlicher Zungenbelag:*
  Verdauuungsstörungen, Magenkrankheiten, chronische Infektionen im Mundbereich, beginnende Allgemeininfektionen

- *Himbeerrote Zunge:*
  Vitamin-Mangel (B 12, C)

- *Trockene Zunge:*
  Störungen im Mineral-Haushalt (Nierenkrankheiten, Herzkrankheiten)

- *Weiße Beläge oder Stippchen auf den Mandeln:*
  Mandelentzündung

- *Mundgeruch:*
  Magenkrankheiten, Zahnkrankheiten

Die rätselhaften Aufgaben der Mandeln

Lange Zeit galten die Gaumenmandeln als sinnlose Störenfriede, deren frühzeitige Entfernung manches kindliche Trauma auslöste. Ihre Operation in örtlicher Betäubung bewirkte bei vielen Kindern lebenslange Angst vor dem weißen Kittel. Heute hat sich nicht nur die Operationstechnik verfeinert – in Vollnarkose kann der Operateur ruhiger und sicherer arbeiten, und dem Patienten bleibt eine gräßliche Erinnerung erspart –, es werden auch schon lange nicht mehr alle Mandeln bedenkenlos entfernt. Nur allzu oft bedeutete nämlich das Herausschneiden der Mandeln keine Heilung, sondern nur die Verlagerung der chronischen Ent-

zündung in eine andere, meist sehr viel unangenehmere Region, die seitlich vom Hals gelegenen Lymphdrüsen. Erst seitdem man weiß, daß die Seitenstrang-Angina gehäuft auftritt, wenn die Mandeln entfernt worden sind, überlegt man sich sehr viel genauer, ob die Mandeloperation wirklich angezeigt ist.
Richtlinien zur Mandeloperation:
- Häufige eitrige Mandelentzündung
- Übergroße Mandeln, so daß sie beim Schlucken hindern
- Chronische Entzündung mit Verdacht auf Bildung eines ständigen Bakterien-Streuherdes

Die Mundhöhle reagiert besonders empfindlich auf Vitaminmangel. Ausreichende regelmäßige Zufuhr von Frischkost und intensives Kauen der Mahlzeiten gilt als wichtige vorbeugende Maßnahme gegen Mundschleimhautschäden.

Tips:
- Regelmäßige Zahnpflege
- Vorsicht mit zu scharfen Mundwassern
- Viel vitaminreiche Frischkost
- Bei leichtesten Anzeichen von Schluckbeschwerden oder Halsschmerzen hilft Gurgeln oder Lutschen von Halstabletten (Gurgelwasser gehört zur Hausapotheke)
- Kinder, die mit offenem Mund schlafen oder nur durch den Mund atmen, zum Hals-Nasen-Ohren-Arzt bringen
- Nicht zuviel Süßigkeiten lutschen

Nase und Nebenhöhlen

Schnupfen ist ein lästiges wie verbreitetes Übel. Es wird heftig gerungen an der Schnupfenfront, aber immer noch dauert ein ausgewachsener Schnupfen seine runden zwei Wochen. Selbst Tabletten oder Sprays verringern nur wenig die Verstopfung und das unangenehme Laufen der Nase. Ein Universalheilmittel gibt es nicht.

Zum Glück heilt diese Virusinfektion von selbst restlos aus. Greift der Schnupfen allerdings auf die Nasennebenhöhlen über, wird es unangenehm. Der chronische Schnupfen und die chronische Entzündung der Stirn-, Siebbein- und Kieferhöhlen führen zu Schmerzen in den entsprechenden Kopf- und Gesichtspartien und zu einer ständig zugeschwollenen Nase. Wochenlange Bestrahlungen, Spülungen und Inhalationen werden notwendig. Eine operative Eröffnung einer vereiterten Nebenhöhle ist ein unangenehmer Eingriff. Wir sollten also besser unser Heil im Vorbeugen und Vorsorgen suchen.
So beugt man vor:
- Reichliche Zufuhr von Vitamin C
- Ein Tropfen Jodtinktur auf ein Glas Wasser geben, diese Mischung soll vorbeugend wirksam sein (nicht für Jodüberempfindliche oder Schilddrüsenkranke)
- Kopfdampfbäder mit Kamille schwellen ab
- Abhärtung und Wechselbäder regen die Abwehrmechanismen an
- In den bekannten Grippezeiten auf Abstand achten, Händeschütteln und Küssen einschränken
- Bei den ersten Anzeichen »Schwitzkur«, Sauna, warme trockene Kleidung, kalten Zug meiden
- Häufiges gründliches Nasenreinigen mit Einweg-Taschentüchern (das mehrfach zu benutzende Leinentaschentuch sollte während eines akuten oder chronischen Schnupfens in der Schublade bleiben)
- Vermeiden von chemischen Stoffen oder Dämpfen, die eine ätzende Wirkung auf die Schleimhäute der Nase haben
- Schnupftabak macht die Nase nicht frei, sondern reizt die Schleimhäute nur noch mehr

Wenn man bei seinen Kindern beobachtet, daß sie ständig »durch die Nase sprechen« und nur durch den offenen

Mund atmen oder mit offenem Mund schlafen, muß eine Untersuchung des Rachenhintergrundes erfolgen. Die Rachenmandel, fälschlicherweise auch als Polypen bezeichnet, kann so groß werden, daß sie die Nasenatmung vollkommen verhindert. Sie muß dann operativ entfernt werden, ein harmloser kleiner Eingriff. Die einzeln angelegte Rachenmandel (im Gegensatz zu den beidseitig vorhandenen Gaumenmandeln) kann außerdem den Zugang zum Mittelohr verlegen.
Ohrenschäden sind die Folge (siehe Kapitel Ohren).

Das Ohr – ein Wunder an Empfindlichkeit

Unsere Ohren stellen geradezu Wunderwerke an Empfindlichkeit und Präzision dar. Dies zeigt sich, wenn wir mit unseren beiden Ohren die Richtung orten, aus der ein Geräusch kommt. Der Schall erreicht wegen der getrennten Lage der Ohren nicht genau gleichzeitig die Gehörnerven. Auf der dem Lärm zugewandten Seite trifft er vielmehr in technisch fast unmeßbar kurzer Zeit eher ein. Zeitunterschiede vom fünfzehntausendsten Teil einer Sekunde können noch einwandfrei gemessen werden. Wie wichtig die Hörfähigkeit für uns ist, wird bewiesen durch die schweren Störungen, die bei Kindern mit angeborener Taubheit oder Schwerhörigkeit auftreten. Sie lernen vor allem gar nicht oder nur sehr unvollständig sprechen, weil sie ihre eigenen Laute nicht überprüfen können und auch ihrem Nachahmungstrieb nicht nachkommen können. Sie hören ja auch uns nicht.

Hinweise auf Erkrankungen der Ohren:
- *Bei Kindern:*
  Unklare Schul- und Konzentrationsschwächen: Auf angeborene Hörschwäche untersuchen. Heftige einseitige oder beidseitige Ohrenschmerzen: Mittelohrentzündung,

Gehörgangsfurunkel (Rachenmandel kontrollieren lassen! Sie kann die Luftdurchlässigkeit der Tuben, der Querverbindung zwischen Rachenraum und Mittelohr, einschränken.)

– *Bei Erwachsenen:*
Plötzlich einsetzendes Nachlassen der Hörfähigkeit auf einem Ohr: *Sofort* den Arzt aufsuchen – Verdacht auf Innenohrschädigung. Talgpfropfen, mechanischer Verschluß eines Gehörganges (Spülung durch den Arzt!) Heftige einseitige oder beidseitige Ohrenschmerzen: Mittelohrentzündung, Gehörgangsfurunkel. Schleichendes Nachlassen der Hörfähigkeit: Otosklerose, altersbedingte Schwerhörigkeit. Schwindel: Innenohrkrankheiten, aber auch Erkrankungen des Zentralnervensystems oder des Kreislaufs

Tips:
- Niemals mit mechanischen Mitteln wie spitzen Gegenständen in den Gehörgang eindringen
- Badewasser mit Wattestäbchen gründlich entfernen
- Nach extremen Lärmbelästigungen mit anschließenden Hörstörungen den Ohrenarzt aufsuchen (Trommelfellverletzung!)
- Ohrentropfen nur nach ärztlicher Anweisung verwenden

Das Herz – Motor des Lebens

Im Mittelpunkt unseres Kreislaufs steht das Herz. Durch seine Pumparbeit hält es den Blutstrom in Gang.
Fast 100000 mal schlägt Ihr Herz an jedem Tag – und das ein ganzes Leben lang. Schon drei Wochen nach der Befruchtung, wenn der kleine Embryo erst zweieinhalb Millimeter mißt, beginnt der Pumprhythmus dieses unermüdlichen Muskels. Zieht sich das Herz zum letzten Mal zusam-

Die Arteriosklerose

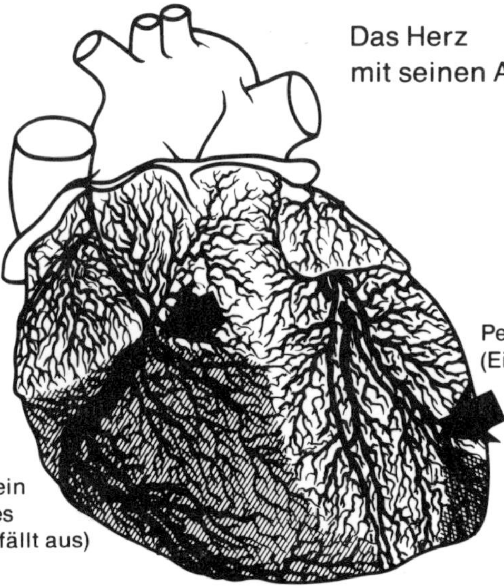

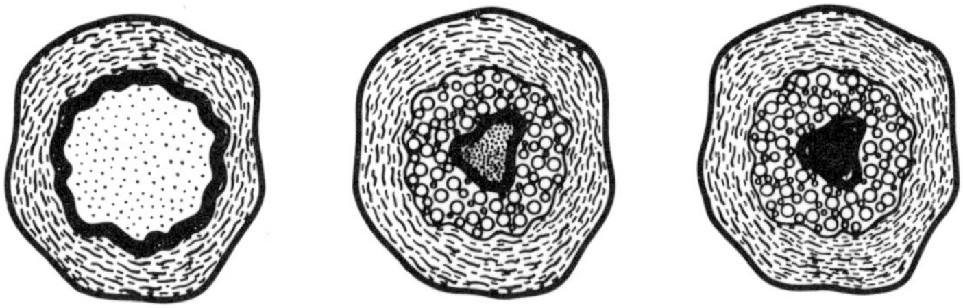

(Querschnitt)

Arteriosklerotische Arterie

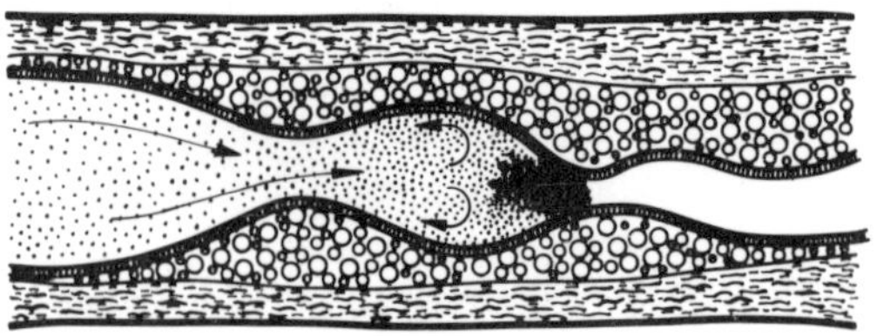

(Längsschnitt)

men, schlägt auch unsere letzte Stunde. Das Herz hat ein eigenes biochemisches und bioelektrisches Antriebssystem. Sogar außerhalb des Körpers kann es noch weiterschlagen, wenn es ausreichend mit Blut versorgt wird. Es ist leistungs- und regenerationsfähiger als jede von Menschenhand geschaffene Maschine. Wenn wir nicht gelegentlich unseren Puls fühlten, wenn wir nicht manchmal nach Anstrengungen das Klopfen im Hals spürten, wir wüßten kaum etwas von diesem Muskel, dem Zentrum unseres Kreislaufes.
Die Zuwachsrate der Herz-Kreislauf-Krankheiten in den letzten Jahren beweist, daß wir etwas falsch machen, daß wir mit unserem wichtigsten Organ wohl nicht immer richtig umgehen. Wir führen heute sicher kein körperlich anstrengenderes Leben als unsere Vorfahren. Und doch sterben zur Zeit mehr als die Hälfte aller Bewohner zivilisierter Länder an Schädigungen der Wände ihrer Arterien und Venen, an Thrombosen, Herzinfarkt, Gehirnschlag und Kreislaufversagen. Wir müssen lernen, welche Lebensweise und was für Fehler unser Herz-Kreislauf-System so schädigen.
Folgende Krankheiten bedrohen vor allem unsere »unermüdliche Muskelpumpe«:

- Degenerative – das bedeutet durch Abnützungserscheinungen bedingte wie zum Beispiel die Altersherzinsuffizienz
- Entzündliche wie zum Beispiel Herzklappenfehler als Folge rheumatischer Krankheiten
- Angeborene Fehlbildung wie zum Beispiel Öffnungen in den Herzscheidewänden

Die Verengung der Herzkranzgefäße mit nachfolgenden Mangeldurchblutungserscheinungen der Herzmuskulatur und der Herzinfarkt gehören zu der Gruppe der degenerativen Krankheiten. Die seltenen angeborenen Herzfehler müssen rechtzeitig erkannt werden; dann kann die moderne Herzchirurgie durch einen operativen Eingriff den Fehler oft beseitigen.

Symptome angeborener Herzfehler sind:
- Blaue Lippen, verstärkt nach Sport und Bewegung
- Leichte Ermüdbarkeit, Kurzatmigkeit
- Zurückbleiben im Wachstum bei Vergleich mit gleichaltrigen Spielkameraden

Risikofaktoren (krankmachende Lebensbedingungen) bei Arteriosklerose und Herzinfarkt:

1. Hypertonie (erhöhter Blutdruck)
2. Übergewicht
3. Hyperlipämie (erhöhter Blutfettspiegel)
4. Diabetische Stoffwechsellage (versteckte Zuckerkrankheit)
5. Zigarettenrauchen
6. Bewegungsmangel
7. Persönlichkeitsstruktur (Leuchte der Leistungsgesellschaft) und Umwelt
8. Infekte
9. Erbliche Belastung

Vertrauen ist gut – Kontrolle ist besser

Verlassen Sie sich nicht darauf, daß Sie über eine gesunde Natur verfügen, daß Ihre Eltern sehr alt geworden sind oder daß es »schon nichts Ernstes sein wird«. Wenn Sie auch nur eines der angegebenen Anzeichen bei sich beobachten, sollten Sie sofort Ihren Arzt aufsuchen.

Symptome nachlassender Herzleistung:

- Schmerzen in der Herzgegend, in den linken Arm ausstrahlend
- Angstzustände mit Engegefühl in der Brust
- Chronische geistige Ermüdung, die sich in körperliche Ermüdung steigert

- Schwächegefühl im linken Arm (z. B. beim Tragen der Aktenmappe)
- Gefühle der Erschöpfung und der Ratlosigkeit
- Unklare Schwindelzustände
- Unerklärliches Frieren
- Schnelle Erschöpfbarkeit nach geringer körperlicher Anstrengung (»auf jedem Treppenabsatz muß ich stehenbleiben«)
- Kurzatmigkeit
- Schwellungen an den Füßen und Unterschenkeln nach Stehen und Gehen (wichtiges Merkmal: Drückt man mit einem Finger fest auf die Schwellung, bleibt für einige Zeit eine Delle zurück)
- Unwohlsein beim Schlafen auf der linken Seite
- Unregelmäßiger Puls bei angehaltenem Atem (Achtung: In jugendlichem Alter beeinflußt die Atmung die Pulsgeschwindigkeit, beim Ein- und Ausatmen wird der Pulsschlag schneller und langsamer. Das ist eine normale Reaktion!)
- Plötzliches Aussetzen des Pulses (es fehlt immer wieder ein Schlag)

Wichtigste Voraussetzung für eine ordnungsgemäße Funktion ist die ausreichende Versorgung des Herzmuskels mit Sauerstoff. Sie erfolgt durch die Herzkranzgefäße. Diese gehen von der großen Blutschlagader aus und versorgen alle Muskelteile. Wird ihr Querschnitt eingeengt oder durch ein Blutgerinnsel verstopft, kommt es zum Herzinfarkt. Je nach Größe des betroffenen Muskelanteils – kleines Gefäß befallen, bedeutet Ausfall weniger Muskelfasern, großes Gefäß befallen, bedeutet Ausfall vieler Muskelfasern –, verläuft er tödlich oder kann überlebt werden.

Der Blutdruck – die Quecksilbersäule ist unbestechlich

Wenn der Kreislauf richtig arbeiten soll – und das gehört zu jedem Pumpsystem –, muß auch ein den Erfordernissen angepaßter Druck in Pumpe und Schläuchen herrschen. Kein Wasserrohr verträgt über längere Zeit hinweg hohen Überdruck. Verbindungsstücke platzen, Rohrleitungsbrüche überschwemmen unser Haus. Reißt eine Arterie im Gehirn unter dem ständigen Bluthochdruck oder wird sie verstopft, kommt es zum Gehirnschlag. Ein oft tödliches, fast immer aber mit Lähmungserscheinungen verbundenes Ereignis. Die Blutdruckmessung gehört deshalb zu den Routineuntersuchungen beim Arztbesuch.

Die Mediziner unterscheiden zwei Hauptgruppen von Bluthochdruck, eine gutartige und eine bösartige. Gutartig heißt aber nicht, daß es immer so bleiben muß. Diese Form kann bei längerem Bestehen durchaus in die bösartige Form übergehen. Die Ursachen des Überdrucks in Herz und Gefäßen sind noch nicht vollständig geklärt. Für eine Reihe von Fällen sind die Nieren verantwortlich. Bei gewissen Erkrankungen der Nieren entsteht durch einen chemischen Vorgang ein höherer Blutdruck, um so wieder die Versorgung sicherzustellen. Auch Arteriosklerose, die zunehmende Verhärtung und Verkalkung der Blutgefäße, kann ursächlich für den Hochdruck verantwortlich sein.

Professor Halhuber: »An einem hohen Blutdruck leidet man nicht, aber man stirbt daran. An einem niedrigen Blutdruck leidet man, aber man stirbt nicht daran.«

Unter starker nervlicher Belastung, zum Beispiel unter extremem Streß und ständiger Überarbeitung, steigt der Blutdruck oft weit über die normalen Werte an. Dann droht Gefahr. Hochdruck kann auch schon in jüngeren Jahren schwerste Herz-Kreislauf-Schäden nach sich ziehen. Bluthochdruck ist keine Alterskrankheit! Gerade der Mensch

Das Blutkreislaufsystem

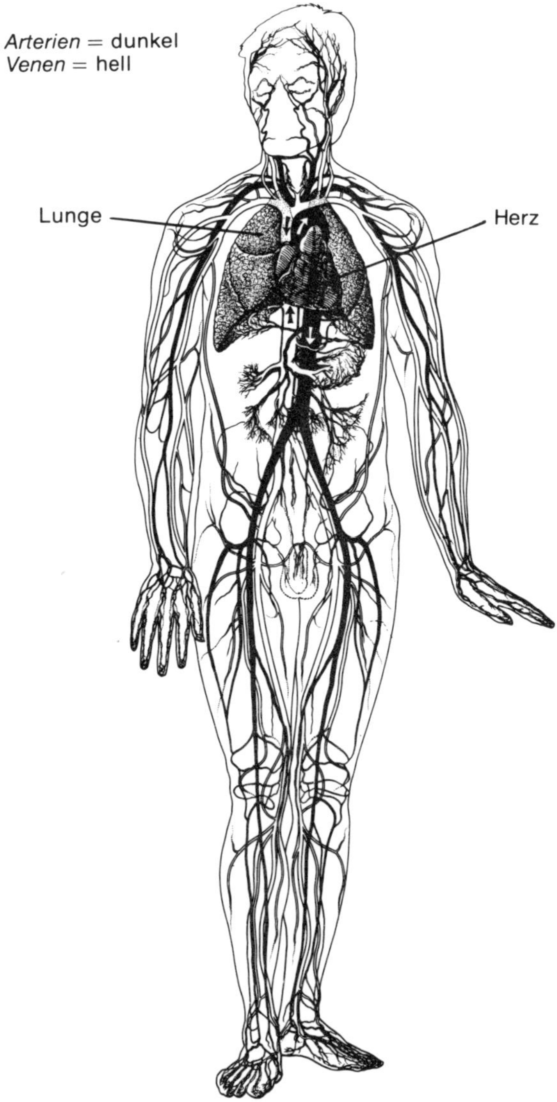

zwischen 30 und 45, meist überlastet durch den Zwang, sich sein Lebenswerk zu schaffen, gehört zu der am stärksten gefährdeten Gruppe. Nur regelmäßige Kontrolle durch den Hausarzt kann hier helfen. Wenn mehrere der folgenden Symptome zusammentreffen, dann gehen Sie zum Arzt und erbitten eine Blutdruckkontrolle:

- Verstärkte Reizbarkeit
- Gedächtnisstörungen
- Nächtliche Schlafstörungen, Aufwachen mitten in der Nacht
- Ständige Kopfschmerzen
- Nervosität
- Schwindel
- Nebelschleier vor den Augen
- Ohrensausen

Allgemeine Maßnahmen bei Neigung zu erhöhtem Blutdruck:

- Knappe salzarme Kost*, viel Frischobst, kein Zucker, wenig Fett und Eiweiß
- Wenig Kaffee, wenig Tee, kein Alkohol
- Regelmäßiger Schlaf
- Körperliche Ertüchtigung durch Radfahren, Schwimmen, Wandern, Gymnastik unter ärztlicher Beratung
- Entspannung, Entspannung, Entspannung

Der Kreislauf – 100000 Kilometer Einbahnstraßen

Daß wir einen »Kreislauf« haben, bemerken wir meist erst, wenn er aus der Reihe tanzt, wenn in unserem komplizierten Leitungssystem eine Störung auftritt, die zu Beschwerden oder zum Ausfall eines Organs führt. Jetzt müssen wir wach

*(Gewichtsabnahme normalisiert oft alleine den Blutdruck)

werden und Schritte unternehmen, damit eine wirksame Behandlung nicht zu spät kommt.
Die verschiedenen Aufgaben unseres Gefäßsystems müssen pünktlich und sorgfältig erfüllt werden:

- Antransport von Sauerstoff, Energie, Nahrungsstoffen, von Steuerfaktoren wie Hormone, Vitamine und Elemente
- Abtransport von Kohlensäure, Stoffwechselabfallprodukten, Stoffwechselgiften
- Wärmetransport vom Körperkern zur Außenhaut, Wärmeregulation

Das Leitungsnetz besteht aus ungefähr 9600 Kilometern Arterien und Venen und fast 100000 Kilometern haarfeinen Arteriolen und Venolen, den Endverzweigungen im ganzen Körper. Da wir ziemlich genau wissen, was unser Adernetz gefährdet, müssen wir vorbeugend alle Fehler vermeiden. Regelmäßige »Wartung und Pflege« sind die besten Garanten für ordnungsgemäße Funktion über ein ganzes Leben.
Nummer 1 in Deutschland ist die Arteriosklerose. Das heißt zum Beispiel:

- Gefäßverengung durch Fett- und Kalkauflagerung an der Gefäßinnenwand
- Herabgesetzte Durchlässigkeit der Gefäßwand für Sauerstoff, Energieträger und Stoffwechselabfallprodukte
- Gefäßverschluß durch Blutgerinnsel oder Fettpfropfen

Die Folgeerscheinungen solcher Gefäßveränderungen kündigen sich unter anderem an durch:

- Kurzatmigkeit nach körperlicher Bewegung
- Schnelle Ermüdbarkeit
- Schmerzen in der Brust und im linken Arm
- Engegefühl in der Brust und im Hals
- Bewegungs-Schmerz in den Waden oder im ganzen Bein

- Muskelschmerzen nach körperlicher Tätigkeit
- Nervöse Symptome wie:
  Hartnäckige Schlaflosigkeit
  Unerklärliche Unruhe
  Vermehrte Mißerfolge und Fehler
  Ohrensausen

Solange es bei diesen Symptomen bleibt, ist es noch nicht zu spät. Wird jetzt eine vernünftige Lebensweise eingehalten und ist man zu gewissen, noch nicht schwerwiegenden Einschränkungen bereit, kann ein Fortschreiten der Arteriosklerose verhindert werden. Auf keinen Fall aber dürfen die Warnzeichen nur mit Tabletten oder Tropfen unterdrückt werden.
Der Fahrplan unseres Kreislaufes wird automatisch gesteuert. Solange wir ihn nicht selbst durcheinander bringen, brauchen wir uns nicht darum zu kümmern. Leider mischen wir uns zu oft in die bestens funktionierende Automatik ein, zum Beispiel durch:
- Alkoholische Exzesse
- Übermäßigen Streß ohne Erholungsphasen
- Ungesunde Ernährung
- Bluthochdruck
- Übergewicht

Beim ersten Alarmsignal den Arzt aufsuchen.
Wichtig: Jede Überernährung erhöht den Cholesterinspiegel! Bei Überschuß lagert sich Cholesterin im Blut an alle Gefäßwände an und bereitet so der Arterienverkalkung den Weg. Zur Vorsorge gehört es nicht nur, die Cholesterin-Aufnahme aus der Nahrung einzuschränken. Der menschliche Stoffwechsel kann auch aus Energieträgern wie Zucker Cholesterin bilden, wenn sie im Übermaß angeschwemmt werden.

Venen – ohne Muskeln geht es nicht

Auch die Venen sind schwer betroffen, wenn Bewegungsmangel zur Gewohnheit wird. Eingebettet zwischen den Rumpf- und Bein-Muskeln brauchen sie körperliche Bewegung, um so ihr Blut durch die Pumpleistung der Skelettmuskulatur in Richtung Herz weiterzugeben.
Zu wenig Bewegung beeinträchtigt auch unseren venösen Kreislauf.
Vierzig Prozent aller Erwachsenen über 45 Jahren leiden an Krampfadern. Meist wird der Arzt erst dann aufgesucht, wenn die verdickten Venen die Beine entstellen und die bläulichen Venenknoten an Waden und Kniekehlen sichtbar sind.
Rechtzeitige Hilfe wäre auch hier möglich gewesen. Im Spätstadium wird den Ärzten die Hilfe schwer gemacht. Die Veranlagung zu Krampfadern ist erblich. Diese Krankheit gehört zur Gruppe der Bindegewebsschwächen. Heilung bringt im Spätstadium nur eine ausgedehnte, manchmal nicht ungefährliche Operation. Um so wichtiger ist hier Vorbeugung und Vorsorge. Wer aus seiner Familie weiß, daß eine Venenschwäche in der Erbanlage vorhanden ist, muß mithelfen, daß sie bei ihm nicht zum Ausbruch kommt. Jede Art von Training, das eine Stärkung des Bindegewebes bewirkt, hilft. Von den Phlebologen – Ärzte, die sich auf Venenleiden spezialisiert haben – wurde ein Gymnastikprogramm entwickelt, das bei der ererbten Venenschwäche gute Hilfe leistet. Als gute vorsorgliche Maßnahme bei deutlicher Veranlagung oder leichter Krampfaderbildung gilt die Saphena-Ligatur. Bei diesem kleinen Eingriff wird die oberflächliche Beinvene am Oberschenkel unterbrochen. So kann die Blutsäule des Körpers nicht auf die Beinvenen drücken und sie dadurch dehnen. Das Unterbinden einzelner Venen bedeutet kaum eine Gefahr für die Durchblutung, da das Venennetz so dicht angelegt ist, daß sich immer neue Ausweichwege bilden können.

Die Schilddrüse steuert den Stoffwechsel

An der Vorderseite des Halses, rechts und links der Luftröhre in die Halsmuskulatur eingebettet, liegen zwei ungefähr pflaumengroße weiche Drüsenkörper. Sie bilden die Schilddrüsenhormone, wesentliche Steuerfaktoren, wenn es um die Regulation aller Stoffwechselvorgänge geht. Die Schilddrüse wird ihrerseits von Hormonen einer zentralen Leitstelle im Kopf, der Hypophyse, kontrolliert. Treten Störungen auf, handelt es sich meist um drei verschiedene Prozesse:

- Mechanische Behinderung der Atmung und des Schluckaktes durch starke Vergrößerung
- Überproduktion von Hormonen
- Unterproduktion von Hormonen

Wird die Schilddrüse zu groß, spricht man vom Kropf. Der äußere Umfang dieser Wucherung sagt aber nichts aus über die Produktivität. So unterscheidet man den Unterfunktionskropf und den Überfunktionskropf. Die meisten Kropfträger haben einen völlig veränderten Hormonspiegel im Blut.

Um ein funktionierendes Hormonmolekül herzustellen, braucht die Schilddrüse Jod. Im Normalfall wird der Bedarf daran aus dem Trinkwasser gedeckt. Die dafür ausreichende Menge (50 gamma pro Tag) kann in manchen Gegenden Deutschlands fehlen. Das bedeutet für die Bewohner erhöhte Kropfgefahr. Vor allem in Gebirgsgegenden, aber auch dort, wo das Trinkwasser aus dem Gebirge herangeleitet wird, können gehäuft Wucherungen der Schilddrüse vorkommen. Durch einfache Mittel wird dem heute vorgebeugt. Zum Kochen benutzt man beispielsweise Vollsalz. Diesem ist Jod in ausreichender Menge zugesetzt. Aber auch ein Zuviel an Jod kann schaden. Daher darf nur der Arzt die prophylaktische Gabe von Vollsalz verordnen.

Alarmsignale für Schilddrüsenerkrankungen:

Kropf:
- Vergrößerung der Drüsen mit Schwellung am unteren vorderen Hals und, bei verstärktem Wachstum, mechanische Behinderung beim Schlucken und Atmen
- Normaler Hormonspiegel im Blut
- Keine Veränderungen an Augen, Puls, Herzrhythmus
- Normaler Grundumsatz

Überfunktion:
- Schwäche, Schweißausbrüche, Gewichtsverlust,Nervosität, beschleunigte Darmtätigkeit
- Beschleunigter Puls, warme feuchte Haut, Zittern der Hände, starrer Blick, vergrößerter Augapfel (das obere Augenlid gibt den Oberrand der Pupille frei), Glanzauge
- Vergrößerter Drüsenkörper
- Erhöhter Grundumsatz

Unterfunktion:
- Schwäche, Müdigkeit, Verstopfung, Heiserkeit
- Trockene, kalte, gelbe, aufgedunsene Haut, Ausfall der Augenbrauen, Vergrößerung der Zunge, langsamer Puls
- Blutarmut
- Grundumsatz erniedrigt

Das reibungslose Funktionieren der Schilddrüse beeinflußt entscheidend den Stoffwechsel. Dabei handelt es sich um so komplizierte Vorgänge, daß nur der Arzt in den Schilddrüsenhaushalt eingreifen darf. Daher wichtigster Tip: keine Experimente mit diesem Organ!
Jede Vergrößerung der Schilddrüse muß vom Arzt eingehend untersucht werden. Dabei wird die Ursache für das unerwünschte Größenwachstum festgestellt, Möglichkeiten der Behandlung mit Tabletten erwogen, um ein weiteres

Wachstum zu verhindern, und der Arzt schließt aus, daß ein bösartiger Tumor für den Kropf verantwortlich ist. Das ist besonders wichtig, da in seltenen Fällen auch ein Krebsgeschwür der Schilddrüse auftreten kann, das natürlich möglichst frühzeitig erkannt werden muß.
Ein kleiner Kropf muß nicht immer gleich operiert werden. Durch regelmäßige Einnahme von Tabletten kann ein weiteres Wachstum oft verhindert werden. Die Medikamente müssen in diesem Fall allerdings über Jahre hinweg eingenommen werden. Ohne Rücksprache mit dem Arzt darf man sie keinesfalls vorzeitig absetzen. Schließlich greifen wir mit dem Zuführen künstlicher Schilddrüsenhormone in den gesamten Hormonhaushalt ein. Eigene Maßnahmen können schwerste Folgen nach sich ziehen.

Bronchien und Lunge – mehr als nur ein Blasebalg

Um im Blut Sauerstoff anzureichern und die beim Stoffwechsel frei werdende Kohlensäure aus dem Blut zu entfernen, besitzt der Mensch die Atmungsorgane. Dazu gehören Mund, Nase, Kehlkopf, Luftröhre, Bronchien und Lungen. Alle diese Teile besitzen eine spezielle Funktion. In Nase und Kehlkopf wird die Außenluft befeuchtet, von Staubpartikeln gereinigt und angewärmt. Der Kehlkopfdeckel schützt die Luftröhre bei Nahrungsaufnahme vor unerwünschtem Eindringen von Speisebrei, und die Bronchien besorgen die endgültige Reinigung und Anwärmung der Atemluft. Die Wände der feinen Lungenbläschen dürfen nicht durch zu kalte, verschmutzte oder zu trockene Luft gefährdet werden. Mit jedem Atemzug gelangen im Schnitt eineinhalb bis zwei Liter Luft in die Lungenflügel. In unserem Zeitalter der Luftverschmutzung müssen Luftröhre und Bronchien überreichlich anfallenden Abfall verarbeiten. Bei Rauchern kommen Nikotin und Teer als weitere Bela-

stungen hinzu. Werden die zuführenden Atemwege damit nicht mehr fertig, sind Krankheiten die Folge. Dagegen müssen wir uns schützen.
Alarmsignale der Atemwege:

- Ständiger Zwang zum Räuspern, Kratzen im Hals
- Pfeifen, Rasseln und Brummen in den Bronchien beim Atmen
- Ständiger Auswurf, vor allem morgens nach dem Aufstehen
- Chronischer Hustenreiz
- Zunehmende Atemnot bei körperlicher Betätigung

Bemerken Sie auch nur eines dieser Alarmzeichen, suchen Sie sofort Ihren Arzt auf.
In früheren Zeiten waren Lungenentzündung und Tuberkulose die gefürchtetsten Krankheiten der Atemwege. Durch moderne Hygiene und neue Medikamente können diese Leiden heute mit Erfolg bekämpft werden. An ihre Stelle traten aber durch Umweltverschmutzung und andere Zivilisationsschäden die chronische Bronchitis und der Lungenkrebs. Vor allem letztere Krankheit breitet sich immer stärker aus.
Viel Verwirrung stiftet eine Krankheit der Lungen und Bronchien, die wir als Asthma bezeichnen. Die Ärzte unterscheiden zwei Arten: Bronchialasthma und Herzasthma. Ihnen liegen völlig verschiedene Ursachen zugrunde. Das Lungenasthma gehört zu den chronisch-allergischen Erkrankungen. Die Schleimhäute der Atemwege reagieren auf bestimmte chemische Substanzen mit übermäßiger Schleimbildung und Verkrampfung. Zu den Auslösern zählen vor allem verschiedene Blütenpollen und Staubpartikel, aber auch Tierhaare und Abgas. Lungenasthma tritt regelmäßig immer wieder zu bestimmten Jahreszeiten oder in bestimmter Umgebung auf. Neben eine rein medikamentöse Behandlung ist heute die Desensibilisierung getreten. Dabei

gewöhnt man den Körper nach einem festgelegten System an die nicht vertragenen Fremdkörper, nachdem diese vorher durch einen Test festgestellt wurden.
Das Lungenasthma wird durch eine starke psycho-somatische Komponente mit beeinflußt. Ängste, seelische Schwierigkeiten und unverarbeitete Probleme wirken auslösend und verschlimmernd. Die moderne Asthmatherapie verlangt heute neben der rein körperlich-antiallergischen Behandlung eine psychische Betreuung der Patienten.
Tip: Leiden Sie unter einem allergischen Asthma der Bronchien – auch der Heuschnupfen gehört zu solchen Allergien –, sollten Sie Ihr Leiden mit einem Arzt besprechen. Eine Desensibilisierung kann mindestens zu Linderung, manchmal sogar zur endgültigen Heilung verhelfen.
Das Herzasthma ist keine Lungenkrankheit, sondern wird durch die nachlassende Herzkraft verursacht. Dadurch staut sich das Blut in der Lunge. Der »kleine Kreislauf« wird überlastet, und es kommt zur Atemnot.
Tip: Durch die modernen Herzmedikamente kann ein Herzasthma weitgehend beherrscht werden. Lassen Sie sich bei zunehmender oder anfallartiger Atemnot von einem Herzspezialisten beraten.
Wenn alte Menschen mit schwacher Herzleistung lange im Bett liegen müssen, besteht für sie die Gefahr, an einer Lungenstauung und -entzündung zu sterben, obwohl die eigentliche Krankheit bereits überwunden zu sein scheint. Dabei wird durch mangelhafte Belüftung – also Beatmung – ein Teil der Lunge, vor allem in den tiefer liegenden Bereichen, nicht ausreichend in den Atemvorgang miteinbezogen. Dort kann sich dann eine Lungenentzündung entwickeln. Für den vorgeschwächten Organismus bedeutet das eine schwere Belastung. Wer alte Menschen betreut, sollte über die wichtigsten Vorbeugemaßnahmen Bescheid wissen:
– Richten Sie den Kranken dreimal am Tage vorsichtig in die sitzende Lage auf und veranlassen Sie ihn, möglichst mehrmals tief durchzuatmen

- Waschen Sie den Rücken des Patienten zweimal am Tag gründlich mit Wasser und massieren Sie ihn anschließend mit Franzbranntwein
- Leichte klatschende Schläge auf den Rücken von den Schulterblättern bis herab zur Lendenwirbelsäule regen tiefe Atemzüge an und helfen, die ganze Lunge zu belüften

Auch die Rippenfellentzündung, früher gefürchtete Begleiterscheinung und Komplikation von Grippe und Erkältungen, hat durch moderne Medikamente ihre Gefährlichkeit weitgehend verloren. Im Zeitalter der Antibiotika ist sie besiegbar geworden, wenn sie rechtzeitig behandelt wird. Alarmsignale sind:
- Fieber mit Schüttelfrösten und Schweißausbrüchen gleichzeitig mit
- Stechenden Schmerzen beim Ein- oder Ausatmen hinter den Rippen, vor allem im unteren Brustbereich und am Rücken
- Typisches Zeichen ist, wenn der stärkste Schmerz bei ganz tiefem Einatmen auftritt, dagegen beim Atemanhalten der Schmerz verschwindet
- Schmerzlinderung, wenn man sich auf die Seite legt, auf der sonst die stärksten Schmerzen herrschen

Lautsprecher Kehlkopf

Der Kehlkopf hat zwei Hauptaufgaben: Durch seine Stimmritze moduliert er die ausgeatmete Luft und bildet die Töne beim Sprechen und Singen. Der Kehlkopfdeckel verschließt beim Essen oder Trinken automatisch die Luftröhre und schützt sie so vor schädlichen Speiseteilen. Dringen nämlich Speisen in die Luftröhre und Bronchien ein, droht die Gefahr der Bronchitis oder gar Lungenentzündung. Geraten feste oder flüssige Bestandteile auf die Bronchialschleim-

haut, versucht der Körper, sich sofort zu schützen. Er löst den Hustenreflex aus und versucht so, die Eindringlinge mit Gewalt wieder herauszuschleudern.
Alarmsignale für Kehlkopfkrankheiten:
- Chronische Heiserkeit
- Häufiges Räuspern
- Ständiges »Kratzen« im Hals
- Regelmäßiges Verschlucken mit anschließenden Hustenanfällen

Wer eines dieser Zeichen bei sich feststellt, sollte den Hals-Nasen-Ohren-Arzt aufsuchen. Nicht jede Kehlkopfkrankheit muß Krebs bedeuten. Bei den harmlosen Sängerknötchen, häufigste Ursache chronischer Heiserkeit, handelt es sich um kleine Knoten auf den Stimmbändern, die durch einen einfachen schmerzlosen Eingriff beseitigt werden können. *Schädling Nummer eins für Kehlkopf, Bronchien und Lungen bleibt das Rauchen.* Die stetige Zunahme der Krebserkrankungen in diesem Bereich steht zum Beispiel in einem direkten Zusammenhang mit dem Tabakverbrauch der einzelnen Länder. Dies beweist auch die Statistik über den Lungenkrebs beim weiblichen Geschlecht. Auch hier läßt sich ein unmittelbarer Zusammenhang mit der stetig steigenden Zahl weiblicher Raucher feststellen.

Die Verdauung – Essen und Trinken hält Leib und Seele zusammen

Wie wichtig der Verdauungstrakt für unser körperliches und seelisches Wohlbefinden ist, deuten schon viele Sprichworte an. Ob wir sagen: »Liebe geht durch den Magen«, oder ob wir die Rolle des Sonnengeflechtes – des vegetativen Nervengeflechtes im Magenbereich – in der Geschichte betrachten, immer wieder stoßen wir auf Zusammenhänge zwischen Psyche und Nahrungsverarbeitung. Das liegt zum

Die Lage der Inneren Organe

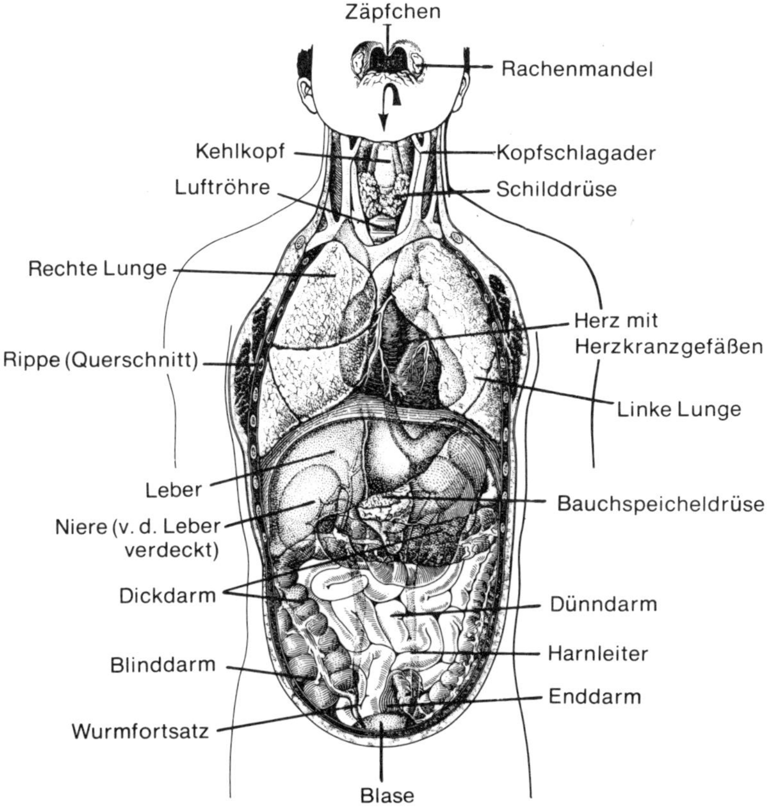

Teil daran, daß die Erhaltung des Lebens und der Art als Bedingung für jegliches Überleben stärkster Trieb unter den Instinkten ist.

Übermäßiger Streß »schlägt uns auf den Magen«, die Kümmernisse des Lebens müssen wir »herunterschlucken«, manchmal wird uns »übel« vor Angst, und die meisten Probleme müssen wir erst einmal »verdauen«. Unser Magen macht schon eine Menge mit, wenn wir Schwierigkeiten bekommen. Um so wichtiger erscheint es daher, wenigstens beim eigentlichen Hauptzweck unserer Verdauungsorgane, der Verarbeitung von Speisen und Getränken, jede unnötige Belastung zu vermeiden. Streiken unsere Därme, tragen wir meist selbst die Schuld. Viele kleine tägliche Sünden führen über Jahre hinweg zu immer schwereren Schleimhautschäden, und irgendwann einmal bricht das System dann zusammen. Die geheimen Signale wurden zu lange überhört:

- Völlegefühl und Magendrücken nach dem Essen
- Brennen im Magen und in der Speiseröhre bei nüchternem Zustand
- Mundgeruch bei gesunden Zähnen
- Nach dem morgendlichen Erwachen ein bitterer Geschmack im Mund
- Seitenstiche nach kurzer Anstrengung
- Herzschmerzen nach den Mahlzeiten
- Ständige Übelkeit, häufiges Erbrechen

Soforthilfe ist angezeigt, wenn der Magen deutlichere Alarmsignale aussendet:

- Nüchternschmerz
- Regelmäßige Magenschmerzen oder gar Krämpfe
- Kaffeesatzartiges Erbrechen
- Schwarzer Stuhlgang

Vor allem die beiden letzteren Symptome weisen auf lebensbedrohliche Krankheiten der Magenschleimhaut hin,

Magengeschwüre mit Blutungen oder den Krebs. Hier muß unbedingt sofort ein Arzt oder ein Krankenhaus aufgesucht werden.

Streß als Schädling für den Magen wirkt heimtückisch. Lange Zeit merken wir kaum etwas davon, daß der Magen bedroht ist. Unklares Unwohlsein, gelegentliche leichte Beschwerden nach den Mahlzeiten oder nächtliche Schlafstörungen reichen meist nicht aus, um uns wachzurütteln. Tips für den Umgang mit Ihrem Magen:

- Viele kleine Mahlzeiten sind besser als wenige große
- Einseitige Kost macht krank, Mischkost macht gesund
- Die Verdauung beginnt im Mund, ausreichendes Kauen verhindert viele Schäden
- Nie zu heiß und nie zu kalt essen, vor allem nicht auf nüchternen Magen
- Bei Aufregung und Streß den Magen mit harmlosen natürlichen Heilmitteln beruhigen: Fenchel-Tee, Eichenrinden-Tee

Wenn der Magen plötzlich belastet wird, wehrt er sich. Werden ihm zum Beispiel Giftstoffe zugeführt, stößt er diese wieder aus. Es kommt zum Erbrechen, oft in Verbindung mit Durchfall. Manchmal steckt auch eine bakterielle Infektion dahinter. Meist kann man sich selber helfen, wenn man weiß, worauf es dabei ankommt. Beim Brechdurchfall verliert der Körper sehr viel Flüssigkeit und durch den Salzsäureverlust beim Erbrechen viel Kochsalz. Beides muß möglichst rasch ersetzt werden. Dabei haben sich vor allem pflanzliche Tees bewährt. Neuerdings wird aus der Kinderheilkunde eine Therapie auch in die Erwachsenen-Medizin übernommen, die oft erstaunliche Erfolge bringt. In vielen Kinderkliniken wird ein Säuglings- oder Kinder-Brechdurchfall mit Coca-Cola und Salzstangen bekämpft. Diese eigenartige Methode erwies sich herkömmlichen Wegen manchmal überlegen. In den Vereinigten Staaten gibt es in-

Der Verdauungstrakt

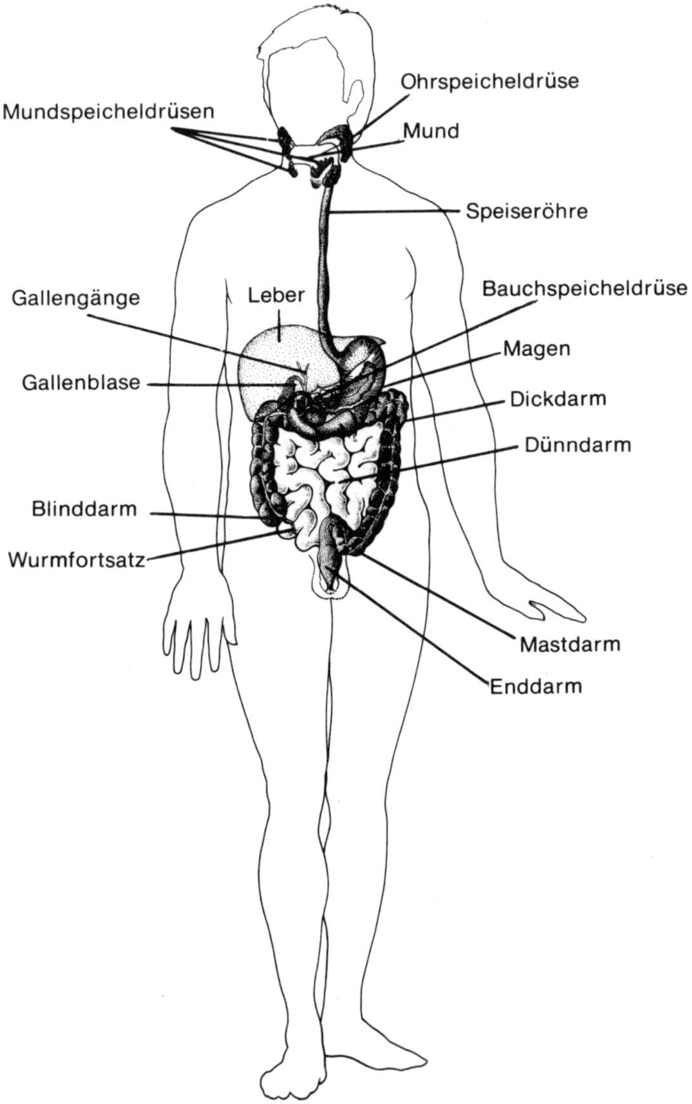

zwischen zahlreiche wissenschaftliche Veröffentlichungen, welche die Richtigkeit der Coca-Cola-Therapie beweisen. Da dieses Getränk aus Pflanzenextrakten gewonnen wird, erscheint zumindest ein Versuch damit einleuchtend.
Tips für den akuten Brechdurchfall:
- Zunächst 24 Stunden Nahrungsenthaltung
- Den Flüssigkeitsverlust durch Getränke ausgleichen (ungesüßter Tee aus Kamille, Lindenblüten oder Fenchel, auch Eichenrinde oder Tee aus Wermutpflanzen)
- Den Salzverlust ergänzen (Salzstangen, Salzbrezeln)
- Kleine Schlucke ungekühlte Coca-Cola trinken
- Dem Magen ständig leichte Arbeit geben, ihn aber keinesfalls überlasten
- Medizinische Kohle ist nach wie vor das harmloseste Mittel gegen Durchfall
- Säuglinge und Kleinkinder gehören sofort in ärztliche Behandlung

Leider bildet der Magen einen Schwerpunkt, wenn es um die Krebserkrankungen geht. Durch rechtzeitiges Eingreifen, moderne Operationsmethoden und die Verfeinerung der Narkosetechnik wurden jedoch in der Bekämpfung des Magenkrebses große Erfolge erzielt. Diese Krankheit muß heute nicht mehr das Todesurteil bedeuten. Einige ganz spezifische Frühsymptome ergeben den Verdacht einer bösartigen Krankheit im Magen-Darm-Trakt:
- Häufiges Erbrechen
- Starke Gewichtsabnahme ohne auffällige Ursachen (zehn bis zwanzig Pfund in kürzerer Zeit)
- Abneigung und Ekel gegen Fleisch und Wurstwaren
- Ständiges Völlegefühl
- Auffallendes Nachlassen der körperlichen Leistungsfähigkeit
- Chronische Durchfälle
- Schwarzer Stuhl

Die Head'schen Zonen

Hautzonen, die durch Reizung innere Organe beeinflussen können

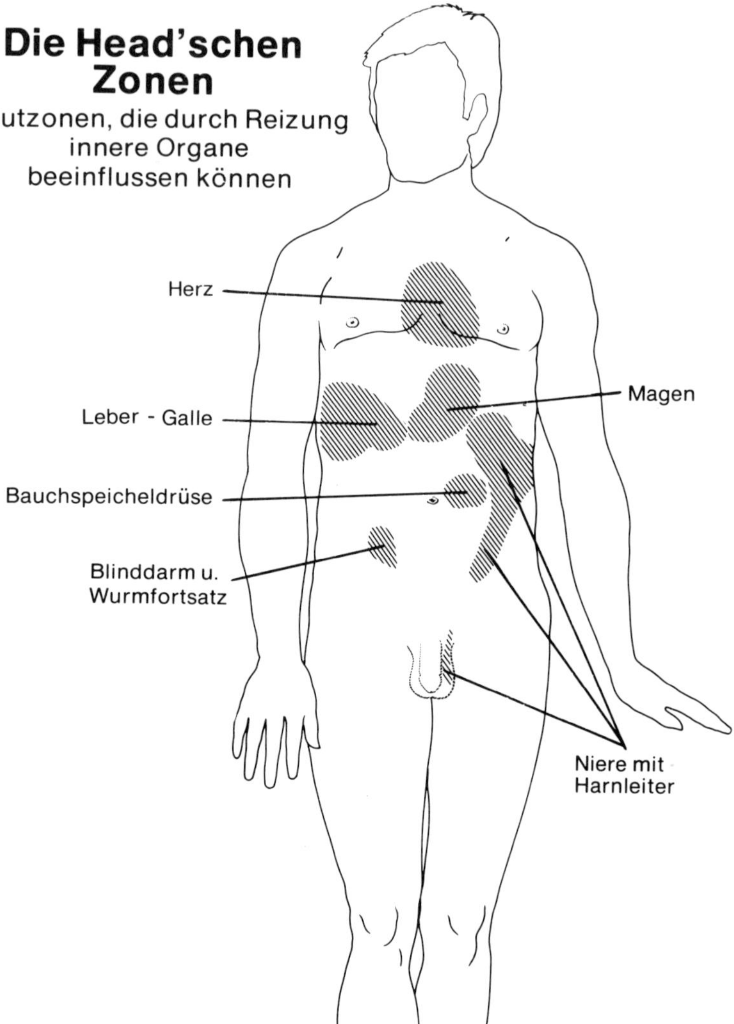

Leber und Galle

Die Leber ist das große biochemische Labor des Körpers. Tausende verschiedener Reaktionen laufen dort ab. Der Auf- und Abbau aller chemischen Stoffe, die der Körper braucht, findet hier statt. Komplizierte Enzyme steuern den Umbau der aus der Nahrung aufgenommenen Energieträger. Schwere Erkrankungen der Leber bedeuten eine Einschränkung aller Lebensfunktionen und damit der Lebenserwartung. Sie müssen daher sorgfältig behandelt und gründlich auskuriert werden. Auch nach Abschluß der eigentlichen Behandlung ist über Jahre hinweg eine regelmäßige Kontrolle der Leberfunktion notwendig. Rückfälle müssen vermieden werden, einer Leberzellschädigung muß vorgebeugt werden.

In unserer Gesellschaft werden die meisten Leberschäden durch Alkohol ausgelöst. Bei längerdauernder Zufuhr erweist sich dieses Suchtmittel als schweres Leberzellgift. Während sich das erste Stadium eines alkoholbedingten Leberzellschadens noch weitgehend ausheilen läßt, bleibt in späteren Stadien ein dauernder Schaden zurück.

Auf Grund ihrer zentralen Funktion im Stoffwechsel zeigen sich die Symptome der Leberkrankheiten auf sehr unterschiedliche Weise. Erstes Merkmal:

Müdigkeit, Schwäche, Nachlassen der geistigen Leistungsfähigkeit.

Die Art dieser Müdigkeit ist besonders typisch. Sie ist gekennzeichnet durch bleierne, krankhafte Schlafsucht, mehrmals täglich einem Leistungsknick mit schweren Augenlidern und einem abnormen Schlafbedürfnis, einem langdauernden »Schlafen wie ein Toter« über zehn Stunden hinweg und anschließendem Erwachen, ohne im geringsten ausgeruht zu sein. Auch andere Körperfunktionen lassen nach.

Alarmsignale für Leberkrankheiten:
- Bleierne Müdigkeit, abnormes Schlafbedürfnis
- Schwäche
- Häufige Übelkeit
- Allgemeine Lustlosigkeit, Mutlosigkeit
- Nachlassen der Potenz, später Nachlassen des sexuellen Interesses
- Hautjucken, schuppige Haut

Bei infektiösen Leberkrankheiten, zum Beispiel der durch Viren hervorgerufenen Gelbsucht kommen hinzu:
- Gelbfärbung der Skleren (des weißen Bereiches der Hornhaut) und der Haut
- Dunkle Färbung des Urins
- Hellfärbung des Stuhls
- Fieber

Wichtigste Maßnahmen zur Behandlung von Leberkrankheiten, aber auch zur Verhütung von Leberzellschäden, ist eine gezielte Diät, die Leberschonkost. Über ihre Zusammenstellung sollte jeder informiert sein. Wir alle sind hin und wieder damit konfrontiert, Alkohol zu uns zu nehmen, ja gelegentlich sogar einen »über den Durst zu trinken«. Geburtstagsfeiern, Betriebsfeste und Familienfeste machen das häufig unvermeidlich. Wenn es zu einem solchen »kleinen« Exzeß kommt, sollten wir unserer Leber die Chance geben, sich möglichst bald von der zusätzlichen Belastung zu erholen. Das geschieht am einfachsten durch eine Leberschonkost für einen oder zwei Tage:
Das Prinzip der Leberdiät ist einfach:
- Nichts Gebackenes, nichts Gebratenes
- Wenig oder keine tierischen Fette, vor allem keine Wurst
- Viel Milcheiweiß in jeder Form: Quark, Joghurt, Buttermilch, Magermilch, fettarmer Käse. Viel normale Trinkmilch

»Kraftwerk« Leber

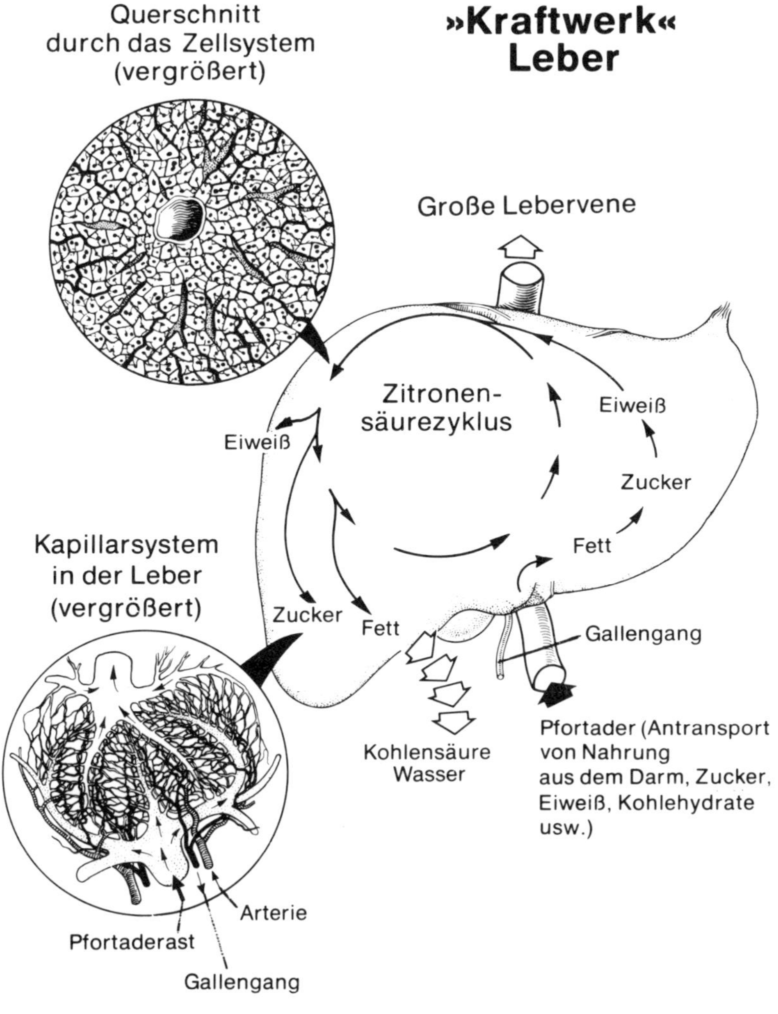

In der Leber werden Hauptbestandteile der Nahrung — Fette, Eiweiß, Kohlehydrate — in ihre Grundbestandteile zerlegt. Ein Teil davon fließt in den Zitronensäurezyklus, wo Energie gewonnen wird und aus dem andere vom Körper benötigte chemische Stoffe wieder aufgebaut werden können. Die Leber ist in der Lage, Eiweiß, Fett und Kohlehydrate aus den Grundbausteinen aufzubauen. Ein Überangebot von Zucker kann so als Fett in die Fettdepots eingelagert werden.

- Kein Alkohol
- Faserreiche Stoffe wie Vollkornbrot, Frischkornbrei, kleiehaltige Getreideprodukte

Gönnen Sie Ihrer Leber ab und zu eine Ruhepause. Geben Sie Ihren Leberzellen die Möglichkeit, sich gelegentlich von ihrer anstrengenden Entgiftungsaufgabe zu erholen und sich ein Reservoir an Leberschutzstoffen anzulegen.
Neben ihrer Funktion als chemisches Labor im Stoffwechsel produziert die Leber verschiedene Stoffe, die als Galle in den Darm ausgeschieden werden und dort wesentlichen Einfluß auf die Verdauung nehmen. Der von der Leber ständig hergestellte Gallensaft wird zunächst in der Gallenblase gespeichert und nur zu den Verdauungsprozessen in den Zwölffingerdarm weitergeleitet. Stimmt etwas nicht bei der Zusammensetzung dieser Flüssigkeit, besteht die Gefahr der Gallensteinbildung. Legt sich ein solcher fester Körper vor den Ausgang der Gallenblase oder in die Gallengänge, kann es zu schmerzhaften Spasmen, den Gallenkoliken, kommen. In solchen Fällen hilft bisher meist nur eine operative Entfernung der Gallenblase, was aber auf die Verdauung im wesentlichen ohne Einfluß bleibt.
Zusammen mit der Galle werden Giftstoffe und Blutabbauprodukte in den Darm ausgeschieden, so die Reste des roten Blutfarbstoffes. Diese färben sich durch verschiedene Umbauvorgänge gelb und grün. Daraus entsteht der typische Gallenfarbstoff. Bei der infektiösen Leberentzündung gelangt solcher Farbstoff in die Blutbahn. Daher stammt die Gelbfärbung der Skleren und der Haut bei der »Gelbsucht«.
Anstoß zur Entleerung der Gallenblase gibt die Aufnahme von Nahrung über einen komplizierten Reflexablauf. Auch psychische Vorgänge können dieses Geschehen mit beeinflussen. Die Redewendung »ihm fließt die Galle über« ist Ausdruck für den Zusammenhang zwischen seelischen Vorgängen und der Funktion der Gallenblase.

Mischkost und geistige und körperliche Entspannung bieten die besten Voraussetzungen für eine gesunde Funktion von Leber und Galle.

Zuckerkrankheit – Der beste Arzt ist der Patient selbst

Während des letzten Krieges und in den ersten Nachkriegsjahren gab es nur relativ wenige Diabetiker. Erst im Rahmen des Wirtschaftsaufschwunges und der damit verbundenen Nahrungsmittelschwemme stieg ihre Zahl sprunghaft an. Dabei ist eine Zunahme der älteren Diabetiker zu verzeichnen, während sich die Zahl der jugendlichen Zuckerkranken kaum verändert hat. Dies als Beweis dafür, daß wir zumindest für den Altersdiabetes weitgehend selbst verantwortlich sind.

In der Behandlung der Zuckerkrankheit sind in den letzten Jahrzehnten große Fortschritte erzielt worden. Bei den älteren Patienten hat sich die Einführung blutzuckersenkender Tabletten bewährt. Dank dieser Fortschritte gelingt es, auch Patienten mit Diabetes beschwerdefrei, lebensfroh und beruflich voll leistugsfähig zu erhalten. Der Diabetiker muß allerdings sein Leben lang mithelfen, die notwendige Behandlung mit eiserner Disziplin exakt durchzuführen. Er hat sein Schicksal weitgehend selbst in der Hand.

Die medizinische Wissenschaft ist ständig bemüht, die Ursachen der Zuckerkrankheit zu ergründen, um künftig zu wirksamen vorbeugenden Maßnahmen zu gelangen.

Erster wichtiger Schritt zum rechtzeitigen Erkennen:

Fragen Sie in Ihrer Familie nach Verwandten, die nachweislich an Zuckerkrankheit litten! Unerkannte Fälle von Diabetes werden bei Angehörigen von Zuckerkranken dreimal so häufig gefunden wie bei Menschen ohne solche Erbanlagen. Stoßen Sie bei dieser Suche auf Blutsverwandtschaft mit einem Zuckerkranken, müssen Sie sich einer Blutzuk-

keruntersuchung unterziehen. Nur die Kontrolle des Zukkerspiegels im Blut gibt eine verbindliche Aussage über eine eventuelle Erkrankung.
Merkmale des Jugendlichen-Diabetes:
- Ständige Gewichtsabnahme trotz guten Appetits
- Nachlassende Leistungen in der Schule ohne sonstige deutliche Ursachen
- Quälender Durst, mehrmaliges nächtliches Aufstehen, um Wasser zu trinken
- Reichliches, häufiges Wasserlassen

Merkmale des Erwachsenen-Diabetes:
- Typisches Eintrittsalter: 40 bis 50 Jahre
- Besondere Gefahren: Fettleibigkeit, Übergewicht
- In leichten Fällen jahrelange Beschwerdefreiheit, Auffallen erst bei besonderen Belastungen (schwere Allgemeinerkrankung) oder Nahrungsexzessen (Torten, gesüßte Getränke)
- Mattigkeit
- Ständiger Durst, nächtliches Trinken
- Juckreiz
- Entzündliche Veränderungen an den Geschlechtsorganen
- Entzündungsneigung und schlechte Heilungstendenz

Sieben Meter Darm bieten Platz für viele Krankheiten

Zwölf-Finger-Darm, Dünndarm, Dickdarm und Enddarm haben beim Verdauungsvorgang verschiedene, zum Teil gegensätzliche Aufgaben. Während der erstere die Aufschließung der Nahrungsmittel durch den Magen fortsetzt – in ihn mündet der Gallensaft und der Saft der Bauchspeicheldrüse ein –, obliegt dem Dünndarm die Weitergabe der gespaltenen Nahrungsmittelprodukte durch seine Wand an die

Blutbahn, von wo sie durch die Pfortader zur Leber transportiert werden. Im Dickdarm wird den Speiseresten dann der größte Teil der Flüssigkeit entzogen.
Damit ist die häufigste Störquelle im Verdauungsprozeß erreicht: Wird zu wenig eingedickt, kommt es zu Durchfällen, wird zuviel eingedickt, zu chronischer Verstopfung. Sie ist die weitaus häufigste Erkrankung des Darmes. Vor allem das weibliche Geschlecht ist von ihr betroffen. Tausende von Frauen leiden an Darmträgheit, täglich werden Tonnen von Abführmitteln eingenommen. Die chronische Verstopfung ist in vielen Fällen eine Gewohnheits-Krankheit, in die man langsam und unmerklich hineinrutscht. Besteht sie erst einmal über längere Zeit, ist eine Heilung schwierig. Wer über Jahre hinweg seinen Darm an Abführmittel gewöhnt hat, braucht ebenso Jahre, um von diesem »Arzneimittelmißbrauch« wieder loszukommen.
Die Ursachen der Darmträgheit liegen auf den verschiedensten Gebieten. Hauptsächlich verantwortlich sind:
– Zu wenig Faser- und Quellstoffe in der Nahrung
– Zu geringe Flüssigkeitsaufnahme
– Mangel an körperlicher Bewegung
– Unbehandelte Enddarmkrankheiten wie Hämorrhoiden, Analfissuren und Abszesse (Scham vor dem Arzt)

Gerade die Aufbereitung der wichtigsten Grundnahrungsmittel hat zu einer Verarmung an Faserstoffen geführt. Wir essen uns an den üblichen Brotsorten aus extrem gereinigten Mehlsorten geradezu krank. Auch Gemüse und Obst, reich an unverdaulichen Fasern, fehlt auf vielen Speiseplänen. Schrot und Kleie erscheint auf kaum einem Eßtisch mehr. Zwischen der chronischen Darmträgheit und den Hämorrhoiden besteht ein besonderer Zusammenhang: Beide können ursächlich für den anderen verantwortlich sein und sich auch noch wechselseitig verschlimmern. Faserarmer, zu harter Stuhl führt zu einer Erhöhung des Venendruckes in den

Darmvenen. Unter dieser Belastung dehnen sich die Wände der Venenknäuel um den Darmausgang, es bilden sich Hämorrhoiden. Bei der Stuhlentleerung bereiten die Venenknoten Schmerzen, der zuständige Reflex wird wegen der Schmerzhaftigkeit unterdrückt, die Verstopfung nimmt weiter zu. Auch schmerzhafte Analfissuren, kleine Risse in der Schleimhaut des Darmausganges, führen zur Unterdrükkung des Stuhlreflexes und steigern somit die Verstopfung. Mit fünfzig Jahren leiden viele Menschen an Hämorrhoiden und Analfissuren. Im Laufe des Lebens unterliegt jeder einmal über kürzere oder längere Zeit einer gewissen Darmträgheit. Das kann nicht ohne Folgen für unseren Gesundheitszustand bleiben. Daher müssen wir vorbeugen, und das zu einem Zeitpunkt, wo Hilfe noch schnell und einfach möglich ist.

Tips zum Vorbeugen:
- Treten während der Darmentleerung auch nur geringste Schmerzen am Darmausgang auf, sofort zum Arzt!
- Auf jeden Stuhlgang kurz einen Blick werfen. Farbe ud Konsistenz, vor allem aber eventuelle Blutbeimengungen geben wichtige Hinweise auf Hämorrhoiden, Analfissuren oder den gefürchteten Dickdarmkrebs
- Faserreiche Nahrungsstoffe regelmäßig zu jeder Mahlzeit einnehmen. Das beste und gesündeste Mittel gegen Verstopfung ist die Kleie. 15 Gramm zu jeder Mahlzeit reichen aus, um nicht nur vorzubeugen, in vielen Fällen heilt damit eine chronische Darmträgheit völlig aus
- Abführmittel dürfen nur in Notfällen und kurz angewandt werden, sonst besteht die Gefahr, daß sie den Darm an seine Trägheit gewöhnen
- Eine tägliche Aufnahme von 1.1/2 Litern Flüssigkeit neben der Nahrung sollte zur Regel werden

Folgende Nahrungsmittel sind fast faserfrei:
- Püree aus Kartoffelflocken
- Geschälter oder polierter Reis
- Suppen aus der Tüte
- Weißbrot, Kuchen, Torten, Kleingebäck, Süßigkeiten

Und damit können Sie Ihren Faserbedarf decken:
- Weizenvollkornmehl
- Vollkornhaferflocken
- Naturreis
- Grahambrot
- Roggenvollkornbrot
- Obst und Gemüse

Obst sollte immer frisch, Gemüse im Rohzustand oder nur leicht gedünstet gegessen werden. Kerne, Schalen, Haut und Fäden, wenn möglich, nicht entfernen!
Auch der Darmkrebs kann manchen seiner Schrecken verlieren, wenn er rechtzeitig erkannt und behandelt wird. Kontrollieren Sie Ihre Darmtätigkeit genau und achten Sie auf folgende Signale, die eine solche Erkrankung ankündigen können:
- Ungewollte und auffällige Gewichtsabnahme von mehreren Kilogramm in kurzer Zeit bei gleichbleibender Nahrungsaufnahme
- Abneigung und Ekel gegen Fleisch und Wurstwaren
- Müdigkeit, Mattigkeit, Leistungsknick, Schwäche
- Blut- und Schleimbeimengungen im Stuhl (bei solchen Zeichen niemals die Schuld allein den Hämorrhoiden geben, sondern immer den Arzt aufsuchen!)
- Unklare, ziehende, nicht genau lokalisierbare Schmerzen im Unterbauch, die mit unerklärlichem Unwohlsein verbunden sind und regelmäßig wiederkehren

Der Wurmfortsatz – kein zweckloses Anhängsel

Wenn wir von der »Blinddarmentzündung« sprechen, meinen wir eigentlich eine Entzündung des Wurmfortsatzes. Dieser hängt als kleiner ungefähr sieben Zentimeter langer »Wurm« an der Spitze des Blinddarmes. Er enthält zahlreiche Lymphknoten. Während man ihm früher keinerlei Funktion zuschrieb, weiß man heute, daß er eine wichtige Rolle im Abwehrsystem des menschlichen Organismus spielt und der Gaumenmandel im Mund vergleichbar ist. Allerdings kann der Mensch auch ohne Wurmfortsatz beschwerdefrei leben. Das ist gut so, denn die einzige Heilung einer akuten Entzündung dieses Organs besteht in der operativen Entfernung. Hier die typischen Symptome einer Wurmfortsatzentzündung:

- Beginn mit heftigen Magenschmerzen und Übelkeit, eventuell Erbrechen
- Im Laufe weniger Stunden wandert der Schmerz meist in den rechten Unterbauch
- Eine vergleichende Temperaturmessung im After und unter dem Arm zeigt oft eine Differenz von einem Grad Celsius, wobei im After die höhere Temperatur gemessen wird (Thermometer gut herunterschlagen und mindestens fünf Minuten messen)

  Wenn bis zum Eintreffen ärztlicher Hilfe Zeit vergeht, kann man sich durch das Auflegen eines Eisbeutels auf die schmerzende Bauchseite zunächst behelfen. Auf keinen Fall ein Heizkissen benutzen! Gelegentlich kommt es zu chronischen Reizungen des Wurmfortsatzes mit immer wieder auftretenden Schmerzen im rechten Unterbauch. Nur ein Arzt kann dann entscheiden, ob eine Operation notwendig wird.

  Zu ähnlichen Schmerzen kommt es im Kindesalter bei Wurmbefall des Darmes. Kontrollieren Sie daher den Stuhl Ihrer Kinder regelmäßig auf Anzeichen solcher Parasiten:

- Weißliche rechteckige flache Teile im Stuhl weisen auf Bandwurmbefall hin
- Madenwürmer sind ebenfalls weißlich, beweglich und meist zahlreich vorhanden. Länge zwischen zwei und zehn Millimetern
- Spulwürmer sind bis zu bleistiftdick, fünf bis zehn Zentimeter lang und sehr beweglich
- Juckreiz am After

Das Harnweg-System – Kläranlage für unser Blut

Unsere Nieren sind hochentwickelte Spezialfilter. Ständig stark durchblutet scheiden sie Flüssigkeit, Salze und alle anfallenden Giftstoffe aus der Blutbahn aus. Dabei wählt die Niere in unterschiedlicher Weise zwischen verschiedenen Substanzen aus. Manche werden aktiv im Harn angereichert, andere werden aus dem ersten Filtrat rücksorbiert und dem Blut wieder zugeführt. Bestimmte Stoffe können die Nieren so stark in der Blutbahn zurückhalten, daß sie nur dann im Urin auftauchen, wenn ihre Konzentration im Blut ein bestimmtes Maß übersteigt. Das trifft zum Beispiel auf den Zucker zu, der bei deutlich erhöhter Blutkonzentration im Urin nachweisbar wird.
Können die Nieren ihre Entgiftungsfunktionen als Folge von Krankheiten nicht mehr erfüllen, droht eine Selbstvergiftung unseres Körpers.

So äußern sich Krankheiten der ableitenden Harnwege:
- Brennen beim Wasserlassen
- Schmerzen beim und nach dem Wasserlassen
- Schmerzen im Unterbauch oberhalb des Schambeines
- Schmerzen in den beiden Nierenlagern (unter den hinteren Rippenbögen)

Die männlichen Geschlechtsorgane

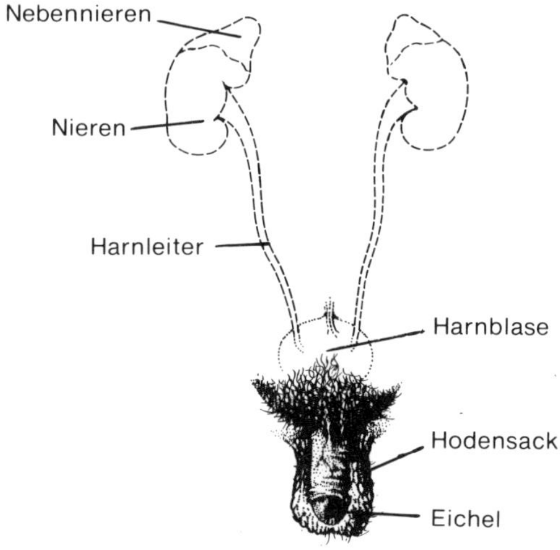

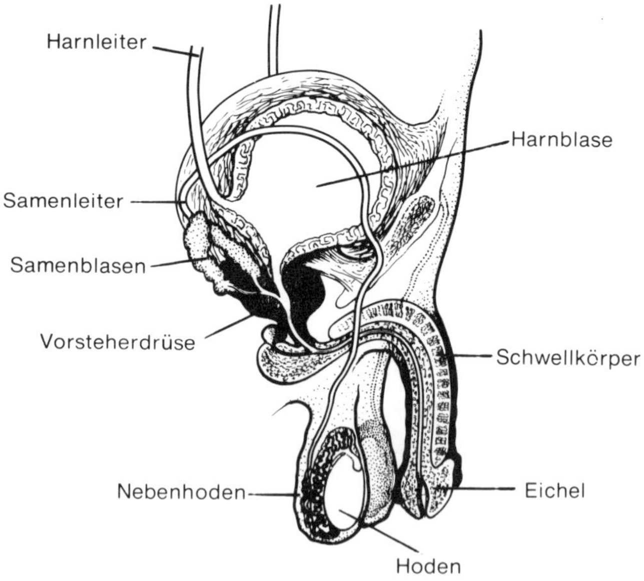

Das weibliche Becken
(Querschnitt)

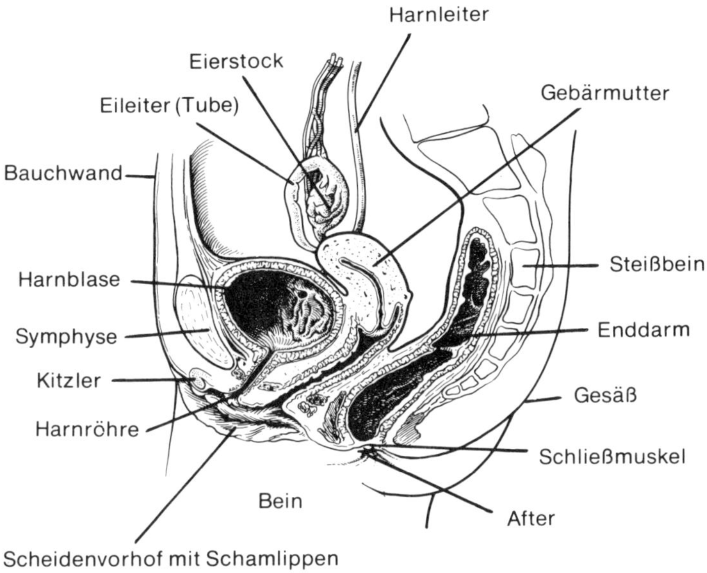

Werden durch Ausfällung von Harnbestandteilen in den Nierenkelchen Steine gebildet, kann es zu schwersten schmerzhaften Krampfanfällen in den Nierenlagern und im Unterbauch kommen, die häufig stark in die Hoden beziehungsweise Schamlippen ausstrahlen

– Bestimmte Krankheiten des Nierengewebes können einen Bluthochdruck auslösen. Auch mangelhafte Blutzufuhr zu den Nieren hat diesen Effekt. Bei Hochdruck muß daher immer durch den Arzt eine Nierenerkrankung ausgeschlossen werden

Für die Gesundheit unserer Nieren können wir selbst sehr viel tun. Am wichtigsten ist die ausreichende Zufuhr von Flüssigkeit. Je mehr Wasser durch unsere ableitenden Harnwege fließt, desto leichter fällt es diesen Organen, dem Blut viele Giftstoffe zu entziehen. Wird ausreichend gespült, kann auch die Bildung von Nierensteinen weitgehend verhindert werden. Kleine Steine können durch Harnleiter und Blase ausgeschwemmt werden.

Die Prostata

Die um die Harnröhre unterhalb des Blasenausganges gelegene Vorsteherdrüse des Mannes kann in mehrerer Hinsicht Anlaß für Krankheiten sein. Dabei tritt die akute oder chronische Entzündung dieses Organes mehr in mittleren Lebensjahren als Folge von Harnröhren- oder Blasenentzündungen auf. Ihre Behandlung ist langwierig und unangenehm. Wichtigste Schutzmaßnahme dagegen ist das rechtzeitige ausreichende Behandeln von Entzündungen der ableitenden Harnwege. Bei Männern nach dem fünfzigsten Lebensjahr besteht bei der Vorsteherdrüse die Tendenz, an Umfang zuzunehmen und sich zu verhärten. Diese Gewebszunahme führt dazu, daß die mitten durch die Prostata verlaufende Harnröhre in ihrem Querschnitt eingeengt wird.

Die Harnentleerung wird erschwert, es kann zu schmerzhafter Harnverhaltung kommen. Beim Wasserlassen fließt der Urin nicht mehr im Strahl, sondern tröpfelt nur langsam aus der Harnröhre. Im späten Stadium werden ohne rechtzeitige Hilfe schmerzhafte Kathetereinführungen und sogar Blasenpunktionen notwendig, um angestauten Harn aus der Blase zu entfernen. Hier hilft nur eine Operation.
Die Krebsvorsorgeuntersuchung beim Mann dient dazu, das gefürchtete Prostata-Karzinom frühzeitig zu erkennen und so im bestmöglichen Moment durch eine Radikal-Operation auszuheilen. Voraussetzung ist die regelmäßige Teilnahme am Vorsorgeprogramm, vor allem nach dem fünfzigsten Lebensjahr.
Schon bei den ersten Symptomen einer Prostata-Erkrankung muß unbedingt der Arzt aufgesucht werden.
Symptome sind:
- Verzögerte Harnentleerung (nicht mehr der »volle Strahl«)
- Ständiger Druck auf die Harnblase
- Dumpfe unklare Schmerzen im Unterbauch hinter dem Schambein, die sich vor allem vor, während und nach dem Wasserlassen verstärken
- Häufiger Harndrang ohne wesentliche Entleerung
- Tröpfelnde Urinausscheidung

Wir müssen uns selbst entgiften

Wie wichtig eine regelmäßige Entgiftung unseres Blutes durch die Nieren ist, zeigt sich unter anderem auch darin, daß manche jener Krankheiten durch verstärkte Flüssigkeitsaufnahme beeinflußt werden können, bei denen primär kein direkter Zusammenhang mit den Nieren besteht. Dazu gehören:
- Chronische Verstopfung
- Unreine Haut, Akne

- Unangenehm riechende Schweißbildung
- Erhöhter Blut-Harnsäure-Spiegel, Gicht

Harntreibende Mittel sind:
- Dünner Bohnenkaffee
- Weißbier
- Sehr herber Weißwein
- Kohlensäurefreie natürliche Heilwässer
- Tee-Aufgüsse aus Zinnkraut, Wacholder, Holunder und Birkenblattknospen

Die Phimose

Als angeborene Fehlbildung bei vielen Buben findet sich eine starke Verengung der Vorhaut am Penis. Diese kann so stark sein, daß Entzündungen oder Schwierigkeiten beim Wasserlassen entstehen. Die Phimose muß schon in frühester Jugend durch die Mutter festgestellt und dem Kinderarzt gezeigt werden. Er entscheidet über den richtigen Zeitpunkt einer operativen Korrektur. Die kindliche Vorhaut ist dann zu eng, wenn sie nicht vollständig über die Eichel nach hinten gestülpt werden kann. Die tägliche Reinigung der Eichel gehört zur Säuglingspflege, so wird kaum eine Mutter die Phimose übersehen.
Eine Operation sollte möglichst nicht vor dem siebenten oder achten Lebensjahr stattfinden. Das Kind muß die Notwendigkeit des Eingriffs verstehen. Da dieser Eingriff in den ersten Tagen oft schmerzhafte Folgen hat, kann bei zu früher Operation im Kind ein Komplex ausgelöst werden. Nur bei Harnschwierigkeiten oder Entzündungen soll früher operiert werden.

Die Bettnässer

Jahrelang konnten die Ursachen dieser weitverbreiteten Krankheit von den Ärzten nicht erkannt werden. Das leidige Einnässen wurde mit Pillen, Tropfen und komplizierten Apparaten, leider aber auch mit Schlägen und Strafen angegangen. Meist bleiben alle Therapieversuche erfolglos. In neuester Zeit sind sich die meisten Ärzte darüber einig, daß nur in den seltensten Fällen eine körperliche Fehlbildung oder Gleichgültigkeit und Renitenz des Kindes dafür verantwortlich sind. In der überwiegenden Mehrzahl der Fälle liegt hier eine psychische Krankheit zugrunde. Meist stekken Spannungen und emotionelle Fehlhaltungen, Familienzerwürfnisse und Mangel an Wärme und Liebe oder mütterliche Zuwendung ursächlich dahinter. Das Kind näßt sich ein, um so die Aufmerksamkeit der Mutter auf sich zu lenken. Dies läßt sich als Protesthaltung oder Hilferuf deuten. Nur durch die Beseitigung der Ursachen kann eine Heilung erfolgen. Besonders die Verwendung von Tabletten erscheint unsinnig. Nach einer ausführlichen Besprechung mit dem Kinderarzt kann eine Konsultation beim Kinderpsychologen zweckmäßig sein.

Wichtiger Tip

Sorgfältige, liebevolle Hinwendung der Mutter löst meistens das Problem – Strafe und Schelte schaden nur.

Die weiblichen Geschlechtsorgane

Schon immer forderten die Gynäkologen alle erwachsenen Frauen auf, sich in regelmäßigen Abständen, das heißt mindestens einmal im Jahr, einer gründlichen frauenfachärztlichen Untersuchung zu unterziehen. Falsche Scham, Gleichgültigkeit und Desinteresse am eigenen Körper haben viele Leiden verschuldet, die bei frühzeitiger Untersuchung und

Erkennung hätten vermieden werden können. Erfolge gab es erst, als durch intensive Aufklärung durch Ärzte und Krankenkassen die Vorsorgeuntersuchungen von allen Frauen als notwendig anerkannt wurden. Richtet sich das Augenmerk bei Vorsorge im eigentlichen auf das rechtzeitige Erkennen bösartiger Veränderungen an den Geschlechtsorganen der Frau, so gehört dazu andererseits auch eine ausführliche Befragung der Untersuchten über alle bisherigen Erkrankungen und Anfälligkeiten. Dabei werden dann auch viele nicht-bösartige Krankheiten entdeckt und der rechtzeitigen Behandlung zugeführt. Leider nehmen nur ungefähr die Hälfte aller Frauen die Möglichkeit zur Vorsorgeuntersuchung wahr und vergessen ihre Chancen. Darum kann nicht oft und eindringlich genug aufgeklärt und beraten werden.

Die Frauenkrankheiten sind kompliziert und manchmal schwer zu behandeln, da hier hormonelle und mechanische Vorgänge ineinander übergreifen. Umweltfaktoren, Lebensweise und soziale Lebensumstände üben ebenso Einfluß aus wie sexuelle Gewohnheiten, Körperpflege und familiäre Lebensbedingungen. Während die Gefahren, die von mangelhafter Aufklärung ausgingen, auf dem Rückzug sind, drohen aus der zunehmenden sexuellen Freiheit und der gegenwärtigen Methode der Empfängnisverhütung neue Belastungen für die Gesundheit der Fortpflanzungsorgane.

Regelstörungen müssen, ehe es zu spät ist, unbedingt zum Arztbesuch führen. Suchen Sie sofort Ihren Frauenarzt auf, wenn eines der folgenden Zeichen bei Ihnen auftritt:

- Unterschiedliche Zeitabstände zwischen den Monatsblutungen
- Unterschiedliche Dauer der Monatsblutung
- Auffällig starke Schmerzen während der Periode oder in der Mitte zwischen zwei Perioden
- Zwischenblutungen, Schmierblutungen

- Fehlen der Periode ohne mögliche Schwangerschaft
- Wiedereinsetzen auch geringfügiger Blutungen nach den Wechseljahren

Vor allem Frauen, die orale Kontrazeptiva, also die »Pille« nehmen, sollten sofort den Frauenarzt aufsuchen, wenn folgende Beschwerden eintreten:
- Zwischenblutungen, Schmierblutungen, Ausfall der Periode
- Heftige Schmerzen und Knotenbildung in den Brüsten
- Schmerzhafte Knotenbildungen und Schwellungen im Bereich der Beinvenen
- Übermäßige Gewichtszunahme, Müdigkeit, Abgeschlagenheit, Zittern, Schweißausbrüche

Bevor Sie sich für eine bestimmte Methode der Empfängnisverhütung entscheiden, sprechen Sie mit Ihrem Arzt. Er wird Ihnen den für Sie geeigneten Weg empfehlen.
Selbstverständlich muß auch dann der Arzt aufgesucht werden, wenn im Unterleib oder im Bereich der Geschlechtsorgane heftige Schmerzen oder krampfartige Koliken auftreten.
Dahinter können sich chronische Eierstockentzündungen, Geschwulste der Eierstöcke, Eileiter und Gebärmutter verbergen.
Ein besonders verbreitetes Krankheitszeichen der weiblichen Geschlechtsorgane ist der Ausfluß. Drei Hauptgründe gibt es für diese unangenehme und manchmal nur schwer zu beseitigende Erscheinung: Krankheiten der Gebärmutter, Pilz- oder Bakterienbefall der Scheide und psychische Überlastung. Die einzelnen Arten unterscheiden sich zwar meist in ihrer äußeren Form, eine Behandlung setzt aber immer die Untersuchung eines Abstriches voraus. Ohne diese Maßnahme sollte kein Ausfluß angegangen werden. Wichtige Voraussetzung für die Verhinderung des Ausflus-

Der männliche Körper

Typische Schmerzpunkte

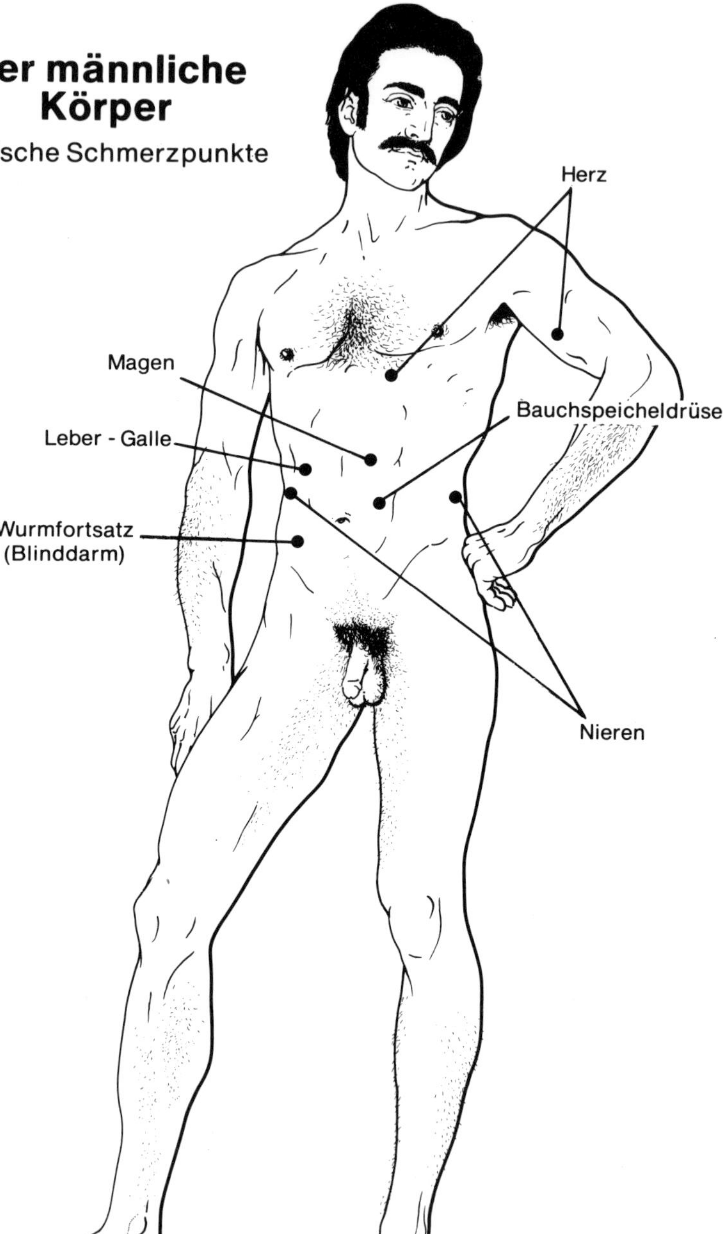

Der weibliche Körper

Schmerzpunkte

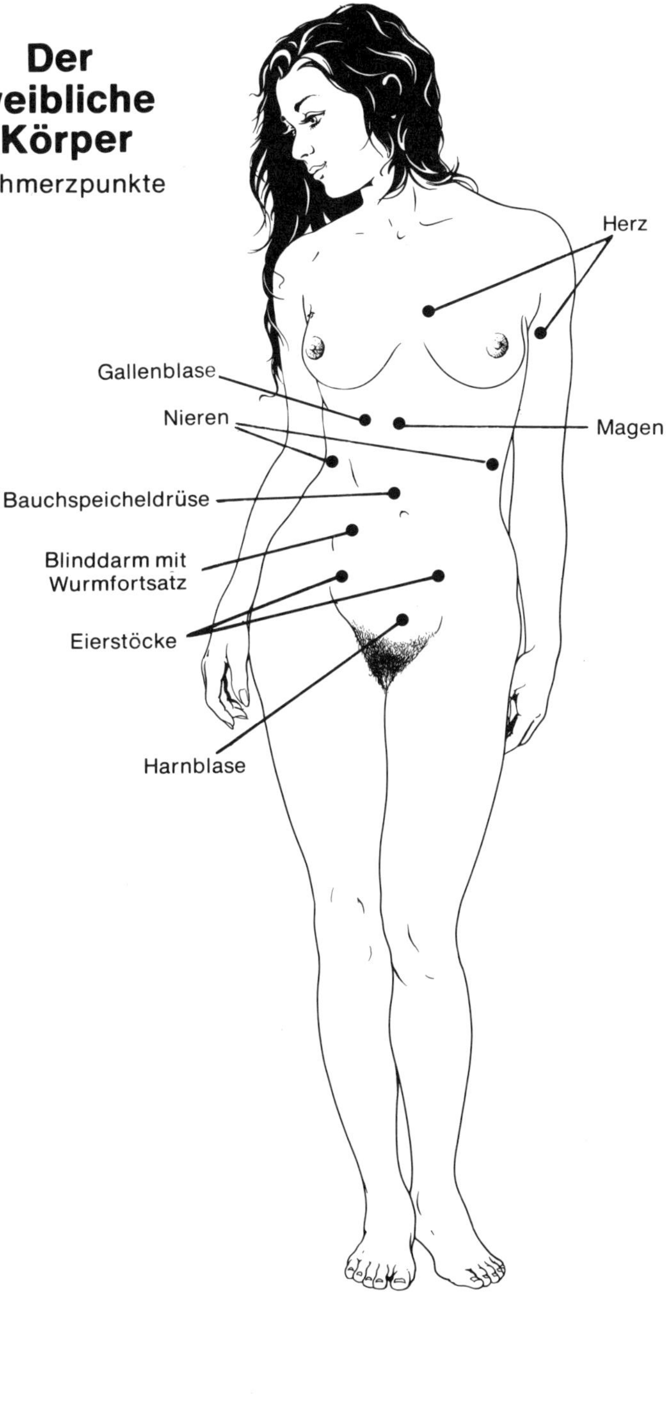

ses ist die Scheidenhygiene. Über die Durchführung sollte jede erwachsene Frau von ihrem Frauenarzt gründlich aufgeklärt werden.

Die Geschlechtsorgane des Mannes

Krankheiten in diesem Bereich treten beim Mann viel seltener auf als bei der Frau. Eine regelmäßige ärztliche Untersuchung wird erst nach dem 40. Lebensjahr gefordert. Regelmäßige Eigenbeobachtung kann bis dahin meist den Gang zum Arzt ersetzen. Sollte Ihnen an Ihren Geschlechtsorganen etwas auffallen, das sich verändert, Schmerzen bereitet oder die Funktion beeinflußt, müssen Sie sofort den Hausarzt aufsuchen. In schwierigen Fällen überweist dieser an den Hautarzt, den Dermatologen, der für dieses Fachgebiet zuständig ist. Während Krankheiten der Prostata vom Urologen behandelt werden, fallen auch die Geschlechtskrankheiten ins Arbeitsgebiet der Dermatologen.
Folgende Alarmsignale sollten zum Arztbesuch führen:
- Schwellungen und Schmerzen im Bereich von Hoden und Nebenhoden
- Ausfluß aus der Harnröhre
- Jucken oder Brennen in der Harnröhre
- Hautveränderungen auf der Eichel oder am Glied

Die Geschlechtskrankheiten

Nach einer Phase, in der die Geschlechtskrankheiten überwunden schienen, leben wir heute in einer Zeit mit neuen Rekordzahlen bei Syphilis und Gonorrhoe. Gerade hier beweist die Erfahrung, daß Fortschritte auf der einen Seite oft durch Nachteile auf der anderen Seite bezahlt werden müssen.
Häufigster Vertreter in unserer Zeit ist die Gonorrhoe, der Tripper. Er wird ausschließlich durch den Geschlechtsver-

Das Hormondrüsensystem

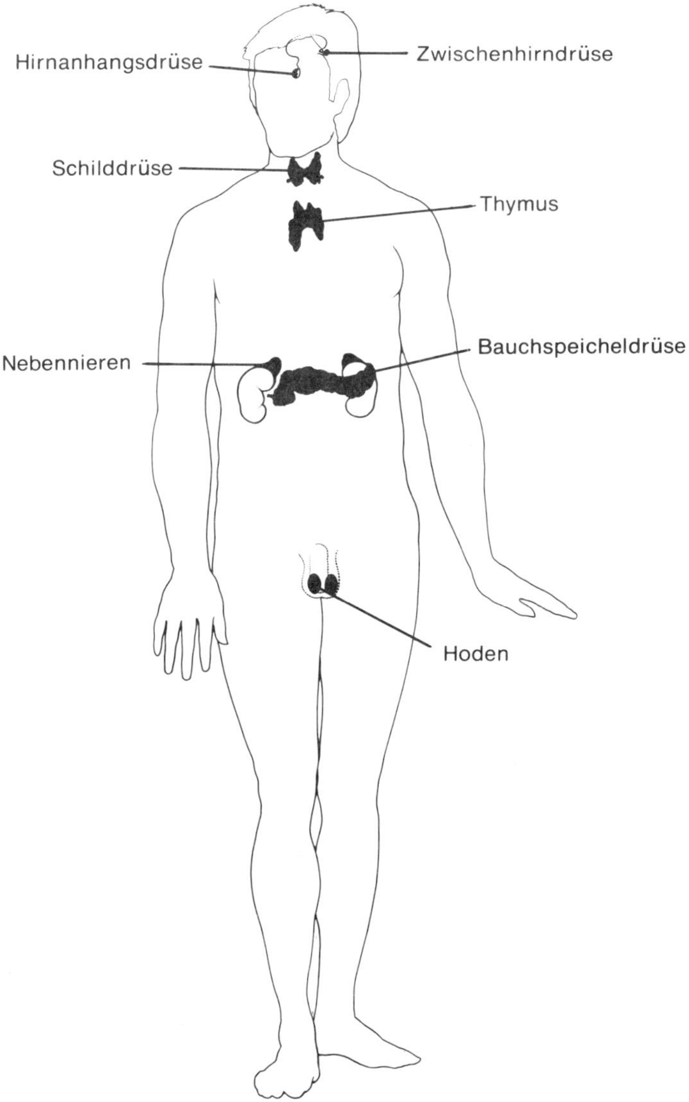

kehr übertragen. Nach Kontakt mit einem infizierten Erkrankten kommt es innerhalb von ein bis vier Tagen zu gelblich-rahmigem, reichlichem Ausfluß aus der Harnröhre. Das Wasserlassen bereitet große Schmerzen. Solange dieser Ausfluß besteht, kann jeder andere Mensch mit der Krankheit infiziert werden. Auf jeden Fall sollte immer der jeweilige Geschlechtspartner mitbehandelt werden. Beim weiblichen Geschlecht kann der Tripper über lange Zeit unbemerkt bleiben, während er jederzeit übertragbar ist. Meist kommt es erst im Spätstadium, nach Wochen oder Monaten, zu aufsteigenden gonorrhoischen Entzündungen der Eileiter und damit der inneren weiblichen Geschlechtsorgane mit jetzt erst einsetzenden Schmerzen. Gerade aus diesem Grunde ist die Partnerbehandlung besonders wichtig. Eine unerkannte Gonorrhoe bei der Frau kann zu chronischer Unterleibsentzündung und zur Sterilität führen.
Die Syphilis oder Lues zeigt ein ungemein vielfältiges Erscheinungsbild. Deshalb werden selbst von Ärzten manche Infektionen übersehen. Völlige Klarheit gibt nur ein Bluttest, der aber erst sechs Wochen nach der Infektion zuverlässige Auskunft gibt. Im wesentlichen durchläuft die Lues drei Stadien:

Im ersten Stadium Bildung eines Hautgeschwüres an der Kontaktstelle. Das Geschwür verschwindet auch unbehandelt.
Im zweiten Stadium, meist nach sechs Wochen, folgen verschiedene Erscheinungsformen wie Flecken an den Händen oder Fußsohlen, im Gesicht, um den Mund oder an anderen Körperteilen. Auch sie vergehen unbehandelt, ohne daß damit die Krankheit ausgeheilt wäre.
Das dritte oder Spätstadium tritt in drei Formen auf:
– Befall eines Gehirnteiles, was zu Sprachveränderungen und Geistesstörungen führt (Bulbärparalyse)
– Befall des Rückenmarkes, wobei durch den Ausfall be-

stimmter Leitungsbahnen ein steifer, unsicherer, stelzender Gang und Lähmungen entstehen (Tabes dorsalis)
- Befall der Aorta mit geschwürartigen Wandzerstörungen, die zu tödlichen Blutungen führen können

Da in den drei Spätstadien eine Behandlung keine wesentlichen Erfolge bringt, muß die Syphilis unbedingt im Frühstadium erfaßt und ausgeheilt werden.
Wichtig: Wird eine Syphilis festgestellt, ist eine Langzeitbeobachtung über Jahre hinweg mit regelmäßigen Blutkontrollen unbedingt erforderlich!
Die dritte der Geschlechtskrankheiten spielt eine untergeordnete Rolle. Beim Lymphogranulome Inguinale, einer Krankheit der Lymphknoten in den Leistenbeugen, finden sich nach der Infektion zunächst herpesähnliche Rötungen auf den Schleimhäuten der äußeren Geschlechtsorgane. Anschließend bilden sich bis zu eigroße Lymphknotenpakete, die sich nach außen öffnen und Eiter entleeren. Die Gefahr dieser Krankheit besteht darin, daß die Narben solcher Lymphknotengeschwüre den Blut- und Lymphrückfluß aus den Beinen hindern können und zu stärksten Schwellungen im Beinbereich führen.
Auch die vierte Geschlechtskrankheit gehört zu den medizinischen Raritäten. Der weiche Schanker wird nur noch sehr selten bei uns diagnostiziert. Es handelt sich dabei um ein oder mehrere unregelmäßig begrenzte Geschwüre an den äußeren Genitalien.
Tips:
- Bei geringstem Verdacht sofort zum Arzt (Hautarzt)
- Genügend lange behandeln lassen

Das Gesetz bestimmt, daß jeder, auch gegen seinen Willen, zur Behandlung gezwungen werden kann, weil nur eine regelmäßige und ausreichende Therapie andere Menschen vor der Infektion schützt.

Die Brustdrüsen bei Mann und Frau

Während beim Mann die Brustdrüse ihre Funktion verloren hat und nur noch rudimentär ausgebildet wird, sollte die Aufgabe der weiblichen Brustdrüse, das Stillen des Neugeborenen, sehr ernst genommen werden.
Die Muttermilch ist von ihrer Zusammensetzung her die beste Säuglingsnahrung. Sie sollte nur im Notfall durch künstliche Babynahrung ersetzt werden.
Mit der Muttermilch werden dem Neugeborenen zahlreiche Abwehrstoffe aus dem mütterlichen Blut übertragen.

- Die weibliche Brust wird durch Stillen nicht entstellt
- Das Stillen ist auch für die Mutter wichtig. Es dient nicht zuletzt ihrer seelischen Ausgeglichenheit
- Auch für das Baby bedeutet der körperliche Kontakt beim Stillen eine wesentliche Förderung seiner Entwicklung
- Solange die Mutter stillt, räumt ihr der Organismus eine Erholungspause ein, um sie zu kräftigen. Die Periode bleibt häufig bis zum Abstillen aus
- Gestillte Babys erkranken fünfmal seltener als nichtgestillte. Das gilt vor allem für Infektionskrankheiten und seelische Störungen

Die weibliche Brust ist erheblich gefährdeter als die männliche. Gelegentlich wird aber auch der Mann von gut- oder bösartigen Erkrankungen der Brust betroffen. Zu den gutartigen Brustkrankheiten zählt die Bindegewebsverhärtung in ihren verschiedenen Formen. Sie kann spontan, aber auch nach Einnahme von Pillen zur Empfängnisverhütung auftreten.
Die Schrotkugelbrust erhielt ihren Namen von zahlreichen kleinen kugeligen Zysten, die durch die Haut deutlich tastbar sind. Sie kann als Vorstufe einer bösartigen Entartung betrachtet werden.

Bei allen Brustveränderungen sind regelmäßige Kontrollen unbedingt angezeigt.
Der Krebs tritt bei der weiblichen wie bei der männlichen Brust auf. Durch die frühzeitige Erkennbarkeit gehört er zu den Krebsarten mit guter Heilungsaussicht, wenn rechtzeitig der Arzt aufgesucht wird.

Tips zum Vorbeugen:
- Kontrollieren Sie selbst regelmäßig Ihre Brust auf Schwellungen, Knoten, schmerzhafte Wucherungen
- Blutiger oder wasserheller Ausfluß aus der Brustdrüse ist ein Alarmsignal
- Eine eingezogene Brustwarze kann auf einen Krebs hindeuten
- Ein Tag eher zum Arzt kann das Leben retten

Der aufrechte Gang und seine Folgen

Neben der starken Entwicklung des Großhirns ist es der aufrechte Gang und die Greifhand als Werkzeug, die den Menschen vor allen anderen Lebewesen auszeichnet und ihm die erfolgreiche Eroberung seiner Umwelt ermöglicht. Das feine Zusammenspiel von Knochen, Gelenken, Muskeln und Bändern ermöglicht ihm, gesteuert durch sein leistungsfähiges Gehirn, seine vielfältigen Leistungen zu vollbringen.
Wirbelsäule mit Brustkorb und Beckengelenk dienen im Zusammenspiel mit der Rumpfmuskulatur als Tragegerüst für Kopf und Glieder, sowie als Schutz unserer inneren Organe und des Rückenmarks. Arme und Beine in Verbindung mit dem aufrechten Gang ermöglichen uns Bewegung und Kontakt mit der Umwelt.
Der aufrechte Gang bedingt gegenüber allen anderen Säugetieren eine erhebliche Belastung der Wirbelsäule. Die Leistungsfähigkeit unseres komplizierten Bewegungsappa-

Querschnitt durch das Rückenmark

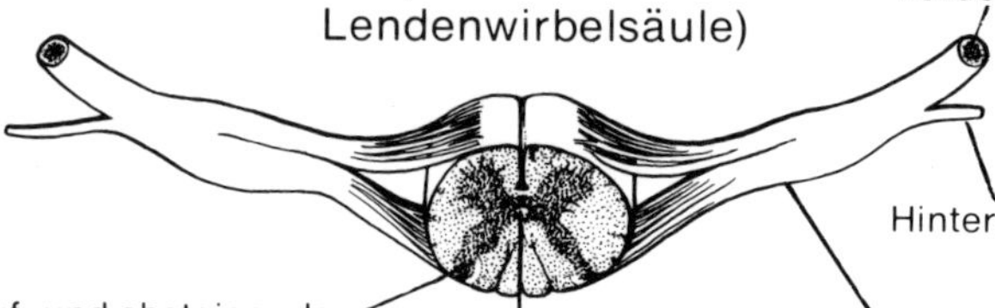

rates kann nur bei weitgehender Fehlerfreiheit und gutem Trainingszustand erhalten bleiben.
Unsere heutige bewegungsarme, ja geradezu bewegungsfeindliche Zivilisation setzt hier entscheidende Schäden schon in der Frühentwicklung, die durch ausreichende körperliche Betätigung ausgeglichen werden müssen. Fehlentwicklungen im Wachstumsalter bedingen erhebliche Spätschäden. Das Kind und der Jugendliche im Wachstumsalter sollten daher sorgfältig überwacht werden.
Achten Sie auf folgende Signale:
- Leichte Ermüdbarkeit schon bei geringer Belastung
- Wiederkehrende oder dauernde Schmerzen im Rücken
- Schlaffe Haltung im Sitzen oder im Stand (runder Rükken, vorgestreckter Bauch)
- Vorwölbung oder Verbiegungen an Brust und Rücken
- Abgeflachte oder anomal stehende Füße
- Bei gestreckten Beinen können die Knöchel nicht aneinander gelegt werden (X-Beine)
- Bei gestreckten Beinen können die Knie nicht aneinander gelegt werden (O-Beine)
- Überstreckbarkeit oder auffällige Lockerung sowie Bewegungseinschränkung einzelner Gelenke
- Wiederkehrende Schmerzen oder Dauerschmerz in der Leistengegend, an Knochen und Gelenken

Gesundes Wachstum tut *nie* weh. Bei Auftreten eines der o.g. Zeichen oder gestörtem Bewegungsablauf muß der Arzt zugezogen werden. Nur dann kann durch gezielte Zusammenarbeit von Elternhaus, Hausarzt und Facharzt für Orthopädie schwerer Schaden durch Fehlentwicklung vermieden werden.
Ein Wort zum Schulsport:
Immer wieder erstreben Eltern schon bei leichter Fehlentwicklung oder leichten Schmerzen Befreiung vom Schulsport. In der großen Mehrzahl der Fälle ist dies ein Fehler.

Die Wirbelsäule
(seitlich mit Becken)

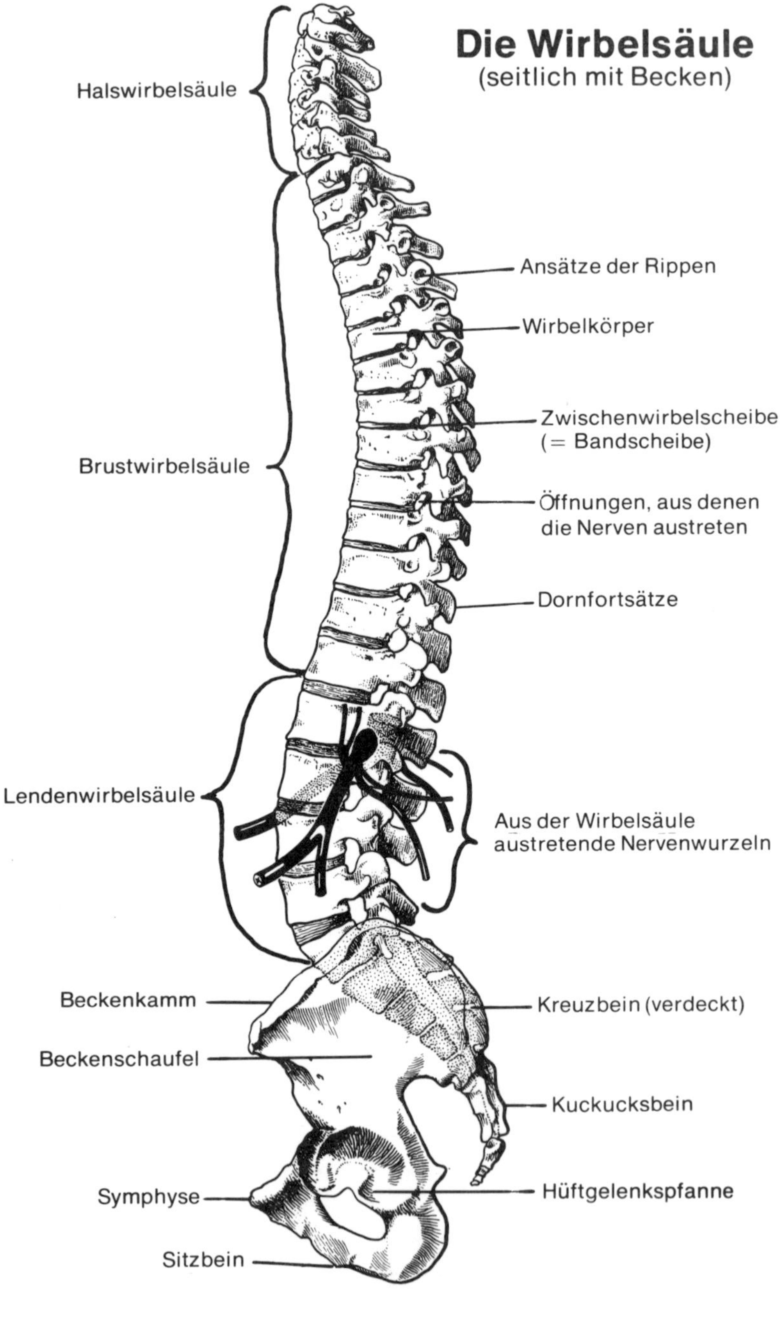

Fast immer führt körperliche Belastung zur Besserung. Häufig ist sportliche Belastung sogar weit über den Schulsport hinaus notwendig. In den wenigen Ausnahmefällen, bei denen eine Befreiung von körperlicher Belastung notwendig ist, wird der Arzt Sie entsprechend beraten. Nur selten kann man Kinder und Jugendliche überbelasten. Dagegen sind viele spätere Schäden beim Erwachsenen auf mangelndes Training zurückzuführen.

Wirbelsäulenleiden, rheumatische und verschleißbedingte Veränderungen an den Gelenken stellen auch heute noch die großen Plagen des modernen Erwachsenen dar. Hier können durch Früherkennung die Weichen so gestellt werden, daß schwere Schäden vermieden werden. Nicht jeder Rückenschmerz, nicht jeder Hexenschuß signalisiert schon einen Bandscheibenschaden. Andererseits werden aber Schmerzen in Armen und Beinen, Kribbeln und andere Gefühlsstörungen in Armen und Beinen häufig als »sogenannte Durchblutungsstörungen« verkannt. Erste Hinweise auf Schäden im Bereich der Wirbelsäule sind häufige Schmerzen und Verspannungen von Hals- und Rückenmuskulatur.

Gelegentliche und vorübergehende Steifigkeit, in Abständen auftretende Gelenkschmerzen mit oder ohne Schwellung sind frühe Hinweise auf chronisch-rheumatische oder Verschleißprozesse an den Gelenken. Störungen des Bewegungsablaufes sowie Gefühlsstörungen sind manchmal erste Hinweise auf Nervenkrankheiten.

Kontrollieren Sie sich auf folgende Signale:

- Nächtliche Rückenschmerzen
- Steifigkeit im Hals- oder Rückenbereich mit oder ohne Schmerz
- Verspannungen der Hals- oder Rückenmuskulatur
- Schmerzen im Hinterkopf, ausstrahlende Schmerzen in Arme oder Beine sowie in die Herzgegend
- Morgensteifigkeit oder Anlaufschmerz einzelner Gelenke

- Vorübergehende oder dauernde Schmerzen in der Leistenbeuge oder in anderen Gelenken, mit oder ohne Schwellung
- Schwere Beine, müde Füße

Wenn eines oder mehrere dieser Zeichen auftreten, sollte rechtzeitig der Arzt aufgesucht werden. Oft hilft im Frühstadium entspannende Gymnastik, Schwimmen und körperliches Training. Bei schon vorhandenen Verschleißzeichen können durch rechtzeitige Behandlung schwere Schäden vermieden werden; nicht alles, was unter der Flagge Rheumatismus segelt, ist schon eine schwere Erkrankung.
Aber auch bei echten, entzündlichen rheumatischen Erkrankungen können heute die schweren Verkrüppelungen früherer Zeiten vermieden werden. Rechtzeitige medikamentöse Behandlung kann das Leiden stoppen. Übungsbehandlung sowie das Rüstzeug der modernen physikalischen Therapie können erhebliche Besserung bringen. Je früher die Leiden erkannt werden, um so eindrucksvoller sind die Erfolge.
Entscheidend ist jedoch, selbst durch Vorbeugen mit Training und gesunder Abhärtung Frühschäden zu vermeiden. Bekämpfen Sie unsere Zivilisationsschäden: Bewegungsarmut und fehlende Klimareize. Halten Sie sich an folgende Tips:

- Wandern und Fitneß-Training im Freien
- Entspannungsübungen
- Regelmäßiges Schwimmen
- Kneipp-Kuren
- und nicht zuletzt Ausnutzung der natürlichen Bewegungsübungen: Treppensteigen – kein Lift. Besorgungen zu Fuß. Spaziergänge mit Hund. Ihrer Phantasie sind keine Grenzen gesetzt.

Zähne und Zahnfleisch

Von Natur aus hat der Mensch gesunde Zähne. Aber bereits in den ersten Lebensjahren entscheidet es sich, ob er diese Zähne sein Leben lang behält. Entscheidend dafür sind die Zahnpflege-Gewohnheiten, die er von seinen Eltern erlernen muß, und die Art der Nahrung, die er zu sich nimmt. Kinder sollten spätestens im dritten Lebensjahr anfangen, sich regelmäßig die Zähne zu putzen. Zweimal täglich nach den Mahlzeiten müssen die Zähne gereinigt werden. Dies gilt vor allem für Kinder. Sie müssen das morgens nach dem Frühstück tun, damit während der langen Schulstunden die Speisereste nicht als Brutstätten für Bakterien zwischen den Zähnen lagern.

Kinder müssen am Verhalten der Eltern lernen, zweimal jährlich ohne Angst den Zahnarzt aufzusuchen. Dies erreichen Eltern am besten, indem Sie Ihre Kinder mit zum Zahnarzt nehmen, wenn sie selbst zur Behandlung müssen. So haben die Kinder zunächst die Möglichkeit zu beobachten, daß der Zahnarzt nicht unbedingt weh tut. Im Kleinkind darf niemals der Eindruck entstehen, der Besuch beim Zahnarzt sei mit sinnloser Quälerei verbunden. So führt die angeborene Neugier des Kindes von selbst zu dem Verlangen, auch einmal »vom Onkel Doktor in den Hals geschaut zu bekommen«. Bei einer solchen Gelegenheit kann der Zahnarzt dann schnell noch einen prüfenden Blick auf das kindliche Gebiß werfen. Auf keinen Fall darf er gleich beim ersten Mal ärztlich tätig werden. Er wird besser mit dem Eingriff noch etwas warten, um das neu ergründete Vertrauen des Kindes nicht sofort zu untergraben.

Auf ähnliche Weise erlernt das Kind, seine Zähne zu pflegen. Es beobachtet den Vorgang zunächst bei den Eltern. Sehr wirksam ist es, auf das neugierige Zusehen des Kindes gar nicht zu achten, sondern ruhig abzuwarten, bis es von selbst das Verlangen zeigt, die Eltern nachzuahmen. So wird

das Kind instinktiv zur richtigen Gebißpflege hingeführt. Die gefürchtete Karies ist eine Folge von unerwünschtem Bakterienwuchs an Zahn und Zahnfleisch. Besonders in den schwer zugänglichen Lücken zwischen den Zähnen lagert sich Zahnstein auf und bietet so den Bakterien geschützte Schlupfwinkel. Hier kann die Mundddusche Abhilfe bringen: Mittels eines scharfen Wasserstrahles wird der Zahnzwischenraum gründlich von Speiseresten befreit. Wenn der Zahnarzt einmal jährlich den Zahnstein abhebt, kann der Karies wirksam vorgebeugt werden.
Auch der zweiten großen Mundkrankheit, der Parodontose, baut die Mundddusche vor. Bei ihr erfolgt ein krankhafter Abbau des Zahnfleisches und damit eine Schädigung des Zahnhalteapparates. Die Mundddusche kann mit einer Unterwassermassage für die Kiefer verglichen werden. Sie erhöht die Durchblutung des Zahnfleisches und hilft bei der Ausheilung der Parodontose mit.
Für die Zähne gilt ebenso, was für Herz-Kreislauf-System und Bewegungsapparat gefordert werden muß: Je intensiver sie belastet werden – hier durch Kauen –, desto haltbarer bleiben sie ein Leben lang. Vor allem das Kauen von faserreichen Nahrungsmitteln stärkt die Gesundheit der Zähne.

Der Weg zum Arzt

Im Kapitel »Vorbeugen« wurden gangbare Wege aufgezeigt, die Gesundheit zu erhalten. Diese Wege zu gehen, um das kostbare Gut »Gesundheit« zu schützen, liegt ganz in der Hand jedes einzelnen Menschen. Hier bewährt sich die »eigene Aktivität«.
Finden sich jedoch erste Alarmzeichen beginnender Veränderungen, wie im Kapitel »Vorbeugen« an ausgewählten Beispielen gezeigt, muß frühzeitig die Mithilfe des Arztes gesucht werden. Nur so können in Zusammenarbeit von Arzt und Patient schwere Schäden durch Früherkennung und Behandlung vermieden werden.

Im Anfang jeden ärztlichen Bemühens steht die Krankheitserkennung, die Diagnose. Dazu bedarf es der Mitarbeit des Patienten.
Aus Familienvorgeschichte, Lebensweg (soziale Anamnese) und der eigenen Krankheitsvorgeschichte zusammen mit den jetzigen Klagen, kann sich der Arzt ein erstes Bild machen. Die darauf folgende körperliche Untersuchung gibt weitere wesentliche Aufschlüsse. Diese werden dann, falls notwendig, durch weiterführende Untersuchungen, die unser modernes technisches Zeitalter als Rüstzeug bietet, ergänzt. Aus der Zusammenschau *aller* so gewonnenen Erkenntnisse ergibt sich die Diagnose. Anhand dieser führt dann die Behandlung des kranken Menschen zur erstrebten Heilung.
Heute mehr denn je sollte der Hausarzt als zentraler Helfer Ihres Vertrauens gelten. Er kennt die persönliche Entwicklung seiner Patienten über Jahre hinweg, überblickt seine persönlichen Verhältnisse und ist sein persönlicher Berater. Zudem weiß er auch über die Möglichkeiten zusätzlicher Spezialuntersuchungen und Behandlungen Bescheid und wird die entsprechenden Fachärzte bemühen.
Zum erfolgreichen Arztbesuch gehört eine gewissenhafte Vorbereitung. Wie oft kommt es leider vor, daß der Patient nach dem Arztbesuch feststellt, er habe die wichtigsten Dinge einfach in der Aufregung vergessen. Ist es der erste Besuch beim Arzt, mag der am Schluß des Kapitels abgedruckte Fragebogen Anhaltspunkte geben, was zur Vorgeschichte alles zu sagen ist. Hat jedoch der Hausarzt schon Kenntnis von allen diesen Tatsachen der Vorgeschichte, sollten die im folgenden genannten fünf großen »W« schon zu Hause schriftlich fixiert werden.

- Was ist aufgefallen?
  (die stillen und die lauten Zeichen)
- Wann treten die Störungen auf?
  (dauernd, mit Pausen, tags, nachts)

- Wo treten die Störungen oder Schmerzen auf?
  (Beschreibung der Körperteile)
- Wie machen sie sich bemerkbar?
  (Beschreibung des Schmerzes oder der Störung)
- Warum treten die Beschwerden auf?
  (besondere Belastung, Ansteckungsgefahr, Abhängigkeit von Mahlzeiten oder anderen äußeren Gegebenheiten)

Darüber hinaus sollte der Arzt auf Vorbehandlungen, Arzneimitteleinnahmen oder Injektionen hingewiesen werden. Nach Möglichkeit morgens und abends im After Fieber messen (mindestens 3 Minuten) und den Puls in Ruhe zählen (1 Minute). Diese Werte können dem Arzt wichtige Hinweise geben.
Wird der Arztbesuch so gut vorbereitet, trägt der Patient wesentlich zu seiner eigenen Heilung bei. Die Möglichkeiten der modernen Medizin, Gesundheit zu erhalten und wiederherzustellen, haben sich in den letzten Jahrzehnten vervielfacht und weiten sich noch immer weiter aus. Damit sind aber auch die Kosten für das kostbare Gut »Gesundheit« erheblich gestiegen. Über die Möglichkeiten, sich auch hier vorbeugend und vorsorgend zu sichern, berichtet das folgende Kapitel.

Patienten-Fragebogen

Name: .... *Vorname:* ....
Arbeitgeber: .... *Geb.-Datum:* ....
Wohnort: .... *Rentner ( ), Freiw. vers. ( )*
Tel.-Nr.: .... *Straße:* ....
Krankenkasse: ....

Hat oder hatte jemand in Ihrer Familie:

Zuckerkrankheit	( )	Hohen Blutdruck	( )
Herzinfarkt	( )	Schlaganfall	( )
Magen-Darmgeschwür	( )	Asthma	( )
Krebs	( )	Hauterkrankungen	( )
Krämpfe (Epilepsie)	( )	Allergien	( )
Suchtleiden	( )	Alkoholismus	( )
Geisteskrankheit	( )	Fettleibigkeit	( )
Tuberkulose	( )	Blutkrankheiten	( )
Schilddrüsenkrankheiten	( )	Kropf	( )
Mißbildungen	( )	Gallensteine	( )
Nierensteine	( )	Migräne	( )

Hatten Sie außer den üblichen Kinderkrankheiten:

Kinderlähmung	( )	Gelenkrheumatismus	( )
Angina	( )	Diphtherie	( )
Mumps	( )	Heuschnupfen	( )
Lungentuberkulose	( )	Lungenentzündung	( )
Rippenfellentzündung	( )	Husten	( )
Magen-Darmgeschwüre	( )	Gallensteine	( )
Nieren-Blasensteine	( )	Gelbsucht	( )
Schilddrüsenkrankheiten	( )	Kropf	( )
Geschlechtskrankheiten	( )	Nervöse Störungen	( )
Gehirnerschütterung	( )	Geisteskrankheit	( )
Augenerkrankungen	( )	Ohrenerkrankungen	( )
Kiefer-Stirnhöhlen-entzündungen	( )	Krampfanfälle (Epilepsie)	( )
Häufig Knochenbrüche	( )	Durchblutungs-störungen	( )
Gelenkserkrankungen	( )		

Operationen:

Kropf	( )	Mandeln	( )
Blinddarm	( )	Magen-Darm	( )
Nieren	( )		
Sonstige	( )	....	

Andere Krankheiten: ....

....

Sind Sie allergisch? Wenn ja, gegen: ....
Nehmen Sie regelmäßig Medikamente:
a) gegenwärtig: ....

....

b) früher: ....

....

Haben Sie schon einmal Spritzen bekommen?
Wenn ja, welche und wann?

....

....

Was haben Sie jetzt für Beschwerden?

....

....

....

....

Nur für Frauen

Nehmen Sie die Anti-Baby-Pille? ja ( ) nein ( )
Letzte Periode:
Normal ( ) zu früh ( ) zu spät ( )
Dauer: ....
Beschwerden: ....
Bin schon im Klimakterium ( )

Sonstige Bemerkungen: ....

....

....

Teil III
Versichern

Das System

Fast alle Bundesbürger sind für den Fall einer Krankheit finanziell geschützt. Unversichert ist weniger als ein Prozent der Bevölkerung. Versicherungsschutz wird geboten von der gesetzlichen Sozialversicherung und vom privaten Versicherungsgewerbe.

Gesetzliche Krankenkassen

90 Prozent der Bevölkerung sind in der gesetzlichen Krankenversicherung, einem Zweig der Sozialversicherung. Dieser Sektor ist dezentral organisiert. Träger sind lokal die Ortskrankenkassen, berufsständisch die Land-, Betriebs- oder Innungs-Krankenkassen sowie die Angestellten- und Arbeiter-Ersatzkassen. Pflichtmitglied einer gesetzlichen Krankenkasse sind alle Arbeiter, gleichgültig, wieviel sie verdienen, und alle Angestellten, soweit ihr Monatsgehalt 2550 Mark (Stand 1977) nicht übersteigt. Diese Pflichtversicherungsgrenze ist dynamisch. Sie beträgt jeweils 75 Prozent der für die gesetzliche Rentenversicherung geltenden sogenannten Beitragsbemessungsgrenze (1977 = 3400 Mark). Wenn diese Grenze zum Beginn eines Jahres angehoben wird, können Angestellte, die dadurch versicherungspflichtig werden, sich befreien lassen, vorausgesetzt, sie bleiben in der Privatversicherung oder schließen dort neu ab. Betroffen ist jeweils der Kreis von Angestellten, deren Einkommen zwischen der alten und der neuen Pflichtversicherungsgrenze liegt. Das sind zum Jahresbeginn 1977 jene, die zwischen 2325 und 2550 Mark im Monat verdienen. Auch Rentner gehören automatisch der gesetzlichen Krankenversicherung an. Entscheiden sie sich für die Privatversicherung, wird ihnen zusätzlich zur Rente der sogenannte Rentnerzuschuß gezahlt. Landwirte und Studenten fallen gleichfalls in den Kreis der Pflichtversicherten, können sich

aber durch Abschluß einer privaten Krankenversicherung befreien. Für Selbständige gelten unterschiedliche Bestimmungen. Liegt ihr Einkommen unter der Pflichtversicherungs-Grenze, sind sie teils versicherungspflichtig, teils zur freiwilligen Mitgliedschaft bei einer Krankenkasse berechtigt.

Wer pflichtversichert ist, kann sich seine Kasse selber aussuchen. Er kann auch mit relativ kurzen Kündigungsfristen zu einer anderen Kasse wechseln, so bei einem Umzug oder Antritt einer neuen Stellung. Angestellte, deren Einkommen die Pflichtversicherungsgrenze übersteigt, können als freiwillig Versicherte bei ihrer Kasse bleiben. Sinkt ihr Einkommen unter die Pflichtversicherungsgrenze, werden sie automatisch wieder Pflichtmitglieder.

Die Krankenkassen erheben ihre Beiträge für Pflichtversicherte jeweils in Prozent des Monatseinkommens. Freiwillige Mitglieder zahlen feste Beiträge, unabhängig von ihrem Einkommen. Durchweg sind dies die höchsten Beiträge, die Pflichtversicherten berechnet werden. Bei diesem System müssen Pflichtversicherte jeweils mehr zahlen, wenn sie mehr verdienen. Auch freiwillige Beitragszahler müssen Jahr für Jahr mehr aufbringen, weil mit der dynamisierten Bemessungsgrenze die Beiträge hochgezogen werden. Freilich beteiligt sich der Arbeitgeber an den Krankenkassenbeiträgen seiner Arbeitnehmer jeweils zur Hälfte. Freiberufler und Selbständige, die als freiwillig Versicherte in einer Krankenkasse sind, müssen den vollen Beitrag selber aufbringen.

Die Beitragssätze als zweite Komponente der Kalkulation werden von jeder Kasse autonom festgesetzt. Sie sind darum nicht einheitlich, wohl aber ziemlich einheitlich in den letzten Jahren von allen Kassen heraufgesetzt worden. Die großen Angestellten-Ersatzkassen fordern von ihren Pflichtversicherten einen Beitragssatz zwischen 10,2 und 12,1 Prozent (Stand: 1977). Den freiwilligen Mitgliedern be-

rechnet die billigste Ersatzkasse 259, die teuerste 285 Mark im Monat (Stand 1976: Tarife für Versicherte mit Angehörigen und mit Anspruch auf erhöhtes Krankengeld).
Alle Versicherten der gesetzlichen Kassen sind nicht nur selber geschützt, ihre Angehörigen sind – ohne zusätzlichen Beitragsaufwand – mitversichert. Es gibt keine Beitragsdifferenzierung nach der Größe einer Familie, noch nach dem Alter der Versicherten. Jeder zahlt bei gleichem Einkommen den gleichen Beitrag, unabhängig von der Zahl der mitversicherten Angehörigen. Und wer wenig verdient, zahlt weniger Beitrag als ein ersicherter mit höherem Einkommen (Prinzip der Solidarität). Lediglich die Angestellten-Ersatzkassen bieten ihren freiwillig Versicherten ohne Angehörige einen Beitragsnachlaß. Wenn beide Ehegatten eine versicherungspflichtige Tätigkeit ausüben, müssen auch beide Krankenkassenbeiträge zahlen.
Trotz unterschiedlicher Beiträge sind die Leistungen aller gesetzlichen Krankenkassen weitgehend genormt. Der Versicherte und seine Angehörigen haben Anspruch auf kostenlose Behandlung beim Arzt gegen Vorlage eines Krankenscheins, auf Medikamente gegen Rezept bei geringer Selbstbeteiligung und auf kostenlose Behandlung im Krankenhaus, freilich ohne Komfortleistungen. Gewisse Unterschiede gibt es dagegen zwischen den Kassen bei Zusatzleistungen, zum Beispiel bei den Zuschüssen zu Kuren, beim Sterbegeld und auch beim Krankengeld. Denn außer dem Anspruch auf Heilbehandlung hat der Versicherte auch ein Anrecht auf Sicherung seines Lebensunterhalts bei längerer Krankheit. Sofern die Krankheit länger dauert, als der Arbeitgeber das Gehalt fortzahlt, springt die Krankenkasse mit Krankengeld ein. Dieses sichert Pflichtversicherten praktisch ihr Nettoeinkommen. Freiwillig Versicherte mit sechs Wochen Gehaltsfortzahlung bekommen nach Ablauf dieser Frist 62 Mark pro Tag (Stand: 1976). Die Angestellten-Ersatzkassen zahlen gegen Mehrbeitrag ihren freiwillig ver-

sicherten Mitgliedern ein erhöhtes Krankengeld. Die meisten übrigen Kassenarten bieten solchen Service in Kooperation mit privaten Krankenversicherern. Auch Freiberufler und Selbständige können in ihre Tarife bei den gesetzlichen Kassen Tagegeldansprüche einschließen.

Private Krankenversicherer

Sieben Prozent der Bevölkerung sind gegen Krankheit ausschließlich bei privaten Krankenversicherungen versichert, einem Zweig des privaten Versicherungsgewerbes. Etwa 39 Gesellschaften bieten diesen Versicherungsschutz, von denen 30 im ganzen Bundesgebiet arbeiten und jedermann versichern. Einige wenige beschränken sich auf bestimmte Berufsgruppen oder Regionen.

Die privaten Krankenversicherungen berechnen ihre Beiträge nach dem Umfang des gewählten Versicherungsschutzes, nach dem Alter, nach dem Geschlecht und nach der Zahl der mitversicherten Angehörigen (Prinzip des risikogerechten Beitrags). Zwischen den Gesellschaften gibt es Beitragsunterschiede. Alle Angestellten, die sich privat versichern, haben Anspruch auf den Beitragszuschuß des Arbeitgebers. Dieser muß die Hälfte zahlen, höchstens aber den halben Beitrag, der bei einer Versicherung in der zuständigen Ortskrankenkasse fällig wäre. Das sind für 1977 etwa 120 bis 170 Mark im Monat.

Den Leistungen der privaten Krankenversicherer liegen einheitliche Versicherungsbedingungen zugrunde; die muß jede Gesellschaft einhalten. Sie kann jedoch bessere Leistungen in ihren eigenen Tarifbedingungen bieten. In der Vollversicherung übernehmen die Gesellschaften die Kosten der stationären und ambulanten Behandlung sowie den Aufwand für Medikamente. Einschränkungen sind nur üblich bei der Zahnbehandlung. Hier machen aber auch die Krankenkassen Vorbehalte. Für teure Behandlungen (zum

Beispiel Goldfüllungen) treten sie nicht voll ein. Wer sich ausschließlich privat versichert, hat verschiedene Wahlmöglichkeiten. Er kann sich für einen Tarif mit restloser Erstattung aller Kosten entscheiden. Doch das ist teuer. Erheblich billiger sind Tarife, bei denen zunächst einmal der Versicherte alle anfallenden Kosten für ambulante Behandlung bis zu einer bestimmten vorher fest vereinbarten Summe – 100, 200 oder 500 Mark im Jahr, aber auch höhere Beträge – selber übernimmt. Alle weiteren Rechnungen zahlt dann die Krankenversicherung. Diese Struktur ist vergleichbar mit dem Kaskoschutz in der Autoversicherung, den man ohne, aber auch mit verschiedenen Stufen der Selbstbeteiligung abschließen kann. Je höher die gewählte Selbstbeteiligung, um so geringer ist der Beitrag. Muß der Versicherte ins Krankenhaus, tritt die Versicherung voll ein, denn der Selbstbehalt gilt nur für ambulante, nicht aber stationäre Behandlung.

Außerdem werden Vollversicherungen auch als sogenannte Prozenttarife angeboten. Dann übernimmt die Versicherung den vereinbarten Prozentsatz aller anfallenden Kosten. Diese Tarife sind speziell abgestellt auf Angehörige des öffentlichen Dienstes, die beihilfeberechtigt sind.

Rund vier Millionen Kunden der gesetzlichen Krankenkassen sind gleichzeitig auch in der privaten Krankenversicherung. Sie haben Zusatztarife abgeschlossen, überwiegend für Komfortleistungen im Krankenhaus. Müssen sie in die Klinik, übernimmt die Privatversicherung alle zusätzlichen Kosten, die mit der Wahl eines Ein- oder Zweibettzimmers und/oder der Behandlung durch den Chefarzt entstehen. Diese Zusatzversicherung erfreut sich wachsenden Zuspruchs.

Bei den modernen Tarifen der privaten Krankenversicherer braucht der Kunde nicht mehr zu befürchten, daß mit steigenden Kosten sein Versicherungsschutz nicht mehr reicht, wenn er plötzlich schwer erkrankt und die Behandlung teuer wird. Die Versicherung tritt auch dann voll ein. Freilich ist sie bei solcher Dynamisierung der Leistungen gezwungen, die Prämien von Zeit zu Zeit anzupassen. Höchst vorteilhaft für einen Kunden der Privatversicherung ist die Bestimmung in den Bedingungen, daß seine Versicherung nicht mehr kündigen kann, wenn er eines Tages nach schwerer Krankheit hohe Rechnungen einreicht. Lediglich bei Tagegeldversicherung darf in den ersten drei Jahren von der Versicherung noch gekündigt werden, später auch nicht mehr. Solche Tagegeldversicherungen sind ein wichtiges weiteres Angebot der privaten Gesellschaften. Jeder kann für den Fall eines Klinikaufenthalts eine Krankenhaustagegeld-Versicherung abschließen, egal ob jung oder alt, berufstätig oder nicht. Diese Versicherung dient dazu, Mehrkosten abzudecken, die nun einmal zwangsläufig mit einem Krankenhausaufenthalt entstehen. Gezahlt wird das Tagegeld für jeden in der Klinik verbrachten Tag. Eine andere Tagegeldversicherung ist ausschließlich Berufstätigen vorbehalten. Diese hat den Zweck, das Einkommen zu ersetzen, wenn wegen Krankheit der Verdienst wegfällt. Dabei zahlt die Versicherung nicht nur im Falle eines Krankenhausaufenthalts. Auch wenn der Versicherte, vom Arzt krank geschrieben, zu Hause bleiben muß, wird das Tagegeld fällig. Solche Tagegeldversicherungen werden für Arbeitnehmer, Freiberufler und Selbständige angeboten. Die Beiträge hängen davon ab, wie hoch das Tagegeld sein soll, wie alt der Versicherte ist und ab wann gezahlt werden soll. Je länger die Karenzzeit vom Zeitpunkt der Erkrankung bis zum Beginn der Leistungspflicht ist, um so billiger wird eine solche Police. Obergrenze für das versicherbare Tagegeld ist jeweils das Nettoeinkommen.

Steigende Beiträge

Gesetzliche wie private Krankenversicherer mußten insbesondere in den letzten Jahren ihre Beiträge kräftig erhöhen. Manche Beitragsanpassungen haben Schlagzeilen gemacht. Die Ursachen dieser steigenden Prämienforderungen sind vielfältig. Am stärksten hat sich ohne Zweifel der medizinische Fortschritt ausgewirkt. Neue Verfahren, insbesondere in der hochtechnisierten Medizin, sind zwangsläufig teuer. Es gibt bereits Fälle, in denen Privatversicherer oder Krankenkassen einige hunderttausend Mark für die Behandlung nur eines Patienten aufwenden mußten. Wenngleich für die Gesundheit eines Menschen nichts zu teuer sein sollte, regen sich indes in der Ärzteschaft wie auch in der Öffentlichkeit Zweifel, ob die Grenzen in manchen Fällen nicht bereits überschritten wurden.
Ein weiterer Grund für steigende Behandlungskosten und damit für höhere Beiträge ist das wachsende Gesundheitsbewußtsein der Bevölkerung. Vorsorgeuntersuchungen und Check-ups sind für viele Menschen selbstverständlich geworden. Auch suchen die meisten den Arzt schon bei relativ leichten Beschwerden auf. Dies hat zu einer erheblich größeren Inanspruchahme medizinischer Leistungen geführt. Eine Rolle mag dabei auch spielen, daß gute, ja zu gute Ernährung und der Wohlstand allgemein – so durch höhere Autodichte und geringere Bewegung der einzelnen Menschen – der Volksgesundheit nicht so gut bekommen sind. Schließlich mochten die im Gesundheitswesen Beschäftigten – vom Arzt über die Schwester und Sprechstundenhilfe bis zur Putzfrau im Krankenhaus oder in der Praxis – an der allgemeinen Einkommenssteigerung teilhaben. Diese Dienstleistungsberufe hatten sogar einen gewissen Rückstand gegenüber anderen Berufsgruppen aufzuholen.
Auch der Gesetzgeber und die Rechtsprechung haben die Kostenlawine im Gesundheitswesen beschleunigt. Denn im

Bereich der gesetzlichen Krankenversicherung wurden in der Reformeuphorie vergangener Jahre die Leistungen ständig erweitert und der Krankheitsbegriff immer großzügiger ausgelegt, was sich auch auf die private Krankenversicherung auswirkte; so zum Beispiel im Bereich der Suchtkrankheiten, der Vorsorge oder der Zahnbehandlung. Gewiß war der Gesetzgeber in manchen Dingen zu kulant, wie die vielzitierte »Oma auf Krankenschein« zeigt. So können erkrankte Hausfrauen als Versicherte einer Krankenkasse Kostenerstattung für eine dadurch notwendig werdende Haushaltshilfe beanspruchen, selbst wenn die eigene Mutter einspringt. Alle diese Faktoren haben dazu geführt, daß die Kosten des Gesundheitswesens mit am stärksten gestiegen sind. Skeptische Statistiker haben ausgerechnet, daß, wenn die Dinge sich nicht ändern, wir zu Beginn des nächsten Jahrhunderts nur noch zu dem einen Zweck arbeiten: Die Kosten für das Gesundheitssystem aufzubringen. Indes werden vielfältige Überlegungen angestellt, das System der Gesundheitsvorsorge effektiver und damit preiswerter zu gestalten, zu ändern und zu reformieren. Sicherlich werden in den nächsten Jahren wichtige Änderungen erfolgen müssen, damit die Versicherten nicht ständig mit höheren Beiträgen belastet werden.

Tip Nr. 1: Kassen- oder Privatpatient

Viele Angestellte, die mit ihrem Gehalt über der Versicherungspflichtgrenze liegen und freiwilliges Mitglied ihrer Krankenkasse sind, sollten einen Beitragsvergleich zwischen gesetzlicher oder privater Krankenversicherung machen. Denn es gibt Fälle, bei denen die eine Form eindeutig besser und billiger als die andere ist. So stehen sich Alleinstehende immer günstiger, wenn sie sich privat versichern. Das gilt auch für berufstätige Ehepaare. Hingegen kommen Familien mit vielen Kindern bei den Krankenkassen billiger weg. Dazwischen liegen Familien mit ein oder zwei Kindern, die sich genau ausrechnen müssen, welches System für sie vorteilhafter ist. Dabei sollte nicht allein der finanzielle Aufwand ausschlaggebend sein. Auch der Komfort, als Privatpatient zum Arzt oder ins Krankenhaus zu gehen, sollte gebührend gewertet werden. Überdies vergüten viele private Krankenversicherer Beiträge zurück, wenn der Kunde keine Leistungen in Anspruch zu nehmen brauchte.

Tip Nr. 2: Das Finanzamt zahlt mit

Beiträge zur Krankenversicherung – gleichgültig ob zur privaten oder gesetzlichen – können als sogenannte Sonderausgaben vom steuerpflichtigen Einkommen abgesetzt werden. Das Finanzamt beteiligt sich somit an dieser Form der Daseinsvorsorge. Freilich dürfen Versicherungsbeiträge nicht in beliebiger Höhe abgesetzt werden. Je nach Familienstand gelten für Sonderausgaben Obergrenzen. Die meisten Steuerzahler können indes ihre Leistungen zur gesetzlichen Rentenversicherung wie auch die Aufwendungen für gesetzliche oder private Krankenversicherungen im Rahmen dieser Höchstgrenzen unterbringen.
Wer sich privat mit Selbstbeteiligung versichert, sollte in jedem Fall Rechnungen gut aufheben oder sich hinterher von seiner Versicherung eine Bescheinigung ausstellen lassen. Denn neben den Beiträgen können die aus der eigenen Tasche aufgebrachten Rechnungsbeträge als außergewöhnliche Belastung vom steuerpflichtigen Einkommen abgesetzt werden. Freilich wirkt sich dies erst aus, wenn die sogenannte zumutbare Eigenbelastung überschritten wird. Das ist ein – je nach Familienstand und Einkommen – gestaffelter Prozentsatz des steuerpflichtigen Einkommens. Speziell auch teure Zahnarztrechnungen, die von den meisten weitgehend selbst bezahlt werden müssen, sollten als steuermindernde Position dem Finanzamt präsentiert werden.

Die Leistungen aller Tagegeldversicherungen sind steuerfrei, also sowohl das Krankenhaustagegeld wie das Krankentagegeld.

Tip Nr. 3: Vorteile für Rentner

Wer Rente aus der Sozialversicherung bezieht, hat unabhängig von deren Höhe Anspruch auf beitragsfreie gesetzliche Krankenversicherung – samt seiner Familienangehörigen. Nur in wenigen Sonderfällen, wenn zum Beispiel die Wartezeiten für den Rentenanspruch durch die mit der Rentenreform 1972 geschaffenen Nachzahlmöglichkeiten aufgefüllt wurden, entfällt dieser Anspruch. Jene Rentner, die es vorziehen, sich privat zu versichern, und damit die kostenlose gesetzliche Krankenversicherung nicht in Anspruch nehmen, bekommen – gleichgültig wie hoch ihr Rentenanspruch ist – dafür einen finanziellen Ausgleich. Dieser Rentnerzuschuß betrug Ende 1976 monatlich 140 Mark.

Tip Nr. 4: Alte Tarife

Die private Krankenversicherung bot bis vor einigen Jahren Tarife, bei denen der Versicherte sich selbst entscheiden konnte, bis zu welcher Höhe er zum Beispiel eine Beratung beim Arzt oder den Pflegesatz in der Klinik versichern mochte Diese Tarife sind, sofern ihre Leistungen auf feste DM-Beträge abstellen, infolge der stark gestiegenen Kosten problematisch geworden. Vor allem, wenn eine schwere Erkrankung eintritt, reichen die Leistungen der Versicherung dann möglicherweise bei weitem nicht mehr aus, um die Rechnungen zu begleichen. Solche Unterversicherung erweist sich dann als höchst ärgerlich.

Vor allem haben diese alten Tarife den Mangel, daß viele kleinere Rechnungen in einem weit höheren Maße erstattet werden als die Kosten einer schweren, teuren Erkrankung.

Dies widerspricht eigentlich dem Prinzip der Versicherung. Diese soll dem Patienten schließlich nicht die kleinen Rechnungen erstatten, die er ohnehin aus der eigenen Tasche zahlen könnte, sondern ihm das schwere existenzgefährdende Risiko abnehmen.
Deshalb haben die privaten Krankenversicherer schon vor Jahren neue Tarife geschaffen, bei denen diese Gefahr der Unterversicherung nicht mehr besteht. Es handelt sich um dynamische Policen, bei denen unabhängig von der Kostenentwicklung im Gesundheitswesen stets hundertprozentiger Schutz besteht. Dafür aber sind auch die Beiträge dynamisch. Sie werden von Zeit zu Zeit dem steigenden Kostentrend angepaßt. Aber auch die alten Tarife müssen zuweilen mit ihren Beiträgen angehoben werden.
Damit die Versicherung dem Kunden vor allem das schwere Krankheitsrisiko abzunehmen vermag, nicht aber belastet wird mit Bagatellrechnungen, haben die Gesellschaften für den Bereich der ambulanten Behandlung Tarife mit sogenannten Selbstbehalten entwickelt. Diese kosten erheblich weniger Prämie, je nach Umfang des gewählten Selbstbehalts. Vorteil dieses Angebots ist, daß der Versicherte nur ein kalkuliertes Finanzrisiko eingeht, sich aber für den Fall der kostspieligen Krankheit voll gesichert weiß. Allen Kunden der privaten Krankenversicherung, die noch nach alten, letztlich aber für das schwere Gesundheitsrisiko unzureichenden Tarifen versichert sind, sei darum dringend empfohlen, ihre Police auf modernen Versicherungsschutz umzustellen.

Tip Nr. 5: Wechsel der Versicherung

Wer in der gesetzlichen Krankenversicherung ist, kann die Kasse wechseln. Denn Alter oder Familienstand spielen in diesem System für die Beitragshöhe keine Rolle. Wohl aber bei der risikogerechten Kalkulation in der privaten Kran-

kenversicherung. Wer jung ist, zahlt weniger Beiträge als ein Älterer, weil mit den Jahren – wie jeder aus seiner eigenen Lebenserfahrung weiß – das Krankheitsrisiko steigt. Nun kalkulieren die privaten Krankenversicherer so, daß im Prinzip die Beiträge für einen Versicherten konstant bleiben. Wird er älter, braucht er nicht allein deshalb höhere Beiträge zu zahlen. Denn in jungen Jahren wird etwas mehr Beitrag erhoben als eigentlich erforderlich. Daraus werden Rückstellungen für das größer werdende Gesundheitsrisiko in späteren Jahren gebildet. Ein Wechsel von der einen zur anderen privaten Krankenversicherung ist darum vor allem dann nicht empfehlenswert, wenn man schon viele Jahre bei seiner alten Versicherung war. Die neue müßte dann wegen des höheren Alters auch höhere Beiträge verlangen.
Nun läßt sich dieses Kalkulationsprinzip wegen der Tarifanpassungen infolge steigender Kosten des Gesundheitswesens nicht mehr lupenrein durchhalten. Solche Beitragsanpassungen erfolgen unter Mitberücksichtigung des jeweils erreichten Alters und nicht des früheren Eintrittsalters in die Versicherung. Dieses Kalkulationssystem der privaten Krankenversicherer läßt geraten erscheinen, die erste Wahl der Versicherung sehr sorgfältig zu treffen. Ein späterer Wechsel zu einem anderen Versicherer ist durchweg mit Nachteilen verbunden: vor allem, wenn sich inzwischen solche gesundheitlichen Schäden eingestellt haben, daß ein anderer Versicherer das Risiko nur mit Beitragszuschlägen akzeptiert.

Totalschutz: Vollversicherungen

Die stattliche Zahl von 4,5 Millionen Bundesbürgern – Angestellte, Beamte, Freiberufler, Selbständige, Gewerbetreibende oder Unternehmer – sind in keiner gesetzlichen Krankenkasse, sondern ausschließlich privat versichert. Sie gehen als Privatpatienten zum Arzt oder liegen in der Klinik in einem Einzel- oder Doppelzimmer. Dennoch können sie sich trotz der höheren Behandlungskosten, die einem Privatpatienten in Rechnung gestellt werden, auf ihre Versicherung verlassen. Anders als in früheren Jahren, in denen Privatversicherte bei einer schweren kostspieligen Erkrankung häufig einen Teil der Kosten selber tragen mußten, bietet die private Krankenversicherung ihren Kunden heute totalen Schutz. Selbst wenn in den nächsten Jahren die Kosten im Gesundheitswesen weiter kräftig steigen sollten, können diese Kunden auf ihre Versicherung bauen.

Nach den vor einigen Jahren eingeführten sogenannten 100-Prozent-Tarifen ersetzen die Versicherer alle Kosten der ambulanten Behandlung, alle Medikamente und vor allem die Rechnungen von Krankenhäusern und Chefärzten. Nicht eingeschlossen in die 100-Prozent-Tarife wurden die Kosten für Zahnersatz und Zahnbehandlung. Hier muß der Kunde bei Vertragsabschluß gesondert festlegen, in welchem Umfang er diese Aufwendungen erstattet haben möchte. Danach richtet sich der Beitrag.

Der Totalschutz, bei dem die Versicherung verpflichtet ist, jede Rechnung, selbst geringfügige Beträge, zu ersetzen, wird indes nur noch von wenigen Kunden beansprucht und auch nur noch von wenigen Versicherern angeboten. Die Gesellschaften selbst sind bemüht, sich von der Leistung für Bagatellrechnungen zu befreien. Aus gutem Grund. Die Prüfung solcher Rechnungen und die anschließende Überweisung kleiner Beträge sind kostspielig. Der erstattete Betrag und die Verwaltungskosten stehen in keinem vernünftigen Verhältnis zueinander. Deshalb empfehlen die Gesellschaften ihren Kunden immer nachdrücklicher, kleine Rechnungen aus der eigenen Tasche zu zahlen. Dieses Angebot wird mit Prämienermäßigungen belohnt. Denn die Versicherer offerieren Tarife mit einem sogenannten Selbstbehalt. Bei Abschluß oder Änderung des Vertrages kann der Versicherte eine Grenze bestimmen, bis zu der er bereit ist, Rechnungen selber zu begleichen. Solche Selbstbehalte sind gestaffelt: 100 Mark pro Jahr und Person, 200 Mark, 300 Mark, 500 Mark, 1000 oder gar 2000 Mark sind übliche Einteilungen. Je höher der Selbstbehalt gewählt wird, um so stärker ermäßigt sich der Beitrag. Der Versicherte hat bei Abschluß solcher Selbstbehaltspolicen zwei Fixpunkte für seine eigene Kalkulation. Er weiß, wie hoch die monatliche, verbilligte Prämie ist und wie hoch seine Eigenbelastung samt Familienangehörigen sein kann, wenn tatsächlich Rechnungen bis zur Höhe dieses Selbstbehalts während eines Jahres anfallen.

Wird eine Krankenbehandlung teurer, trägt er darüber hinaus kein finanzielles Risiko mehr. Dann tritt die Versicherung ein. Sie leistet überdies in jedem Fall, wenn ein Krankenhausaufenthalt notwendig wird. Denn Selbstbehalte werden nur angerechnet auf ärztliche Honorare und die Ausgaben für Medikamente. Von der Rechnung der Klinik wie auch der behandelnden Ärzte wird der Selbstbehalt nicht abgezogen.

Die Leistungszulage des Versicherers gilt auch dann, wenn die Kosten künftig steigen. Das ist sehr wesentlich. Nach alten Tarifen, bei denen sich der Kunde selbst mit bestimmten Höchstbeträgen für den Arztbesuch oder einen Krankenhaustag versichern konnte, drohte nach Ablauf einiger Jahre Unterversicherung. Denn die Behandlungskosten waren inzwischen gestiegen, die versicherten Summen reichten aber dann nicht mehr aus. Gerade solche Versicherte, die viele Jahre hindurch gesund waren, deshalb ihren Vertrag auch nicht den veränderten Verhältnissen anpaßten, waren nicht mehr ausreichend geschützt, wenn plötzlich eine aufwendige Behandlung erforderlich wurde. Bei den modernen 100-Prozent-Tarifen kann es derart unangenehme Überraschungen indes nicht mehr geben. Freilich können die Versicherer auf der einen Seite nicht eine unumschränkte Leistungszusage geben, mit der sie voll einem möglichen anhal-

tenden inflationären Kostentrend im Gesundheitswesen folgen müssen. Sie benötigen dafür auf der anderen Seite einen Ausgleich, um stets leistungsfähig zu bleiben. Dem Vorteil der dynamisierten Leistungszusage steht deshalb als Nachteil aus der Sicht des Versicherten die Beitragsanpassung gegenüber; aber auch die ges. Krankenkassen müssen laufend ihre Beiträge heraufsetzen. Wenn die Aufwendungen der Versicherung für die von den Kunden eingereichten Rechnungen über ein bestimmtes Maß steigen, kann auch der Beitrag heraufgesetzt werden. Die Kunden mögen argwöhnen, daß sie damit der Willkür des Versicherers unterworfen sind. Solcher Argwohn ist indes nicht berechtigt. Keine Gesellschaft hat freie Hand bei solchen Tarifanpassungen. Diese müssen vom Bundesaufsichtsamt für das Versicherungswesen, einer staatlichen Behörde zur Kontrolle des privaten Versicherungswesens, genehmigt werden. Und Aufgabe dieses Amtes wiederum ist, Versicherte vor Übervorteilung zu schützen, andererseits aber auch dafür Sorge zu tragen, daß die Gesellschaften ihre Leistungsversprechen jederzeit erfüllen können.
Setzt eine Versicherungsgesellschaft wegen höherer Kosten der ambulanten oder stationären Behandlung ihre Beiträge herauf, kann der Kunde dem dennoch ausweichen: durch Wahl eines billigeren Tarifs mit höherem Selbstbehalt. Dies fällt um so leichter, je stärker das Einkommen in der Zwischenzeit gestiegen ist. Wer mehr verdient, kann auch das Risiko eingehen, einen größeren Betrag für Arzthonorare oder Medikamente selber zu tragen. Dies um so mehr, als die Tarife mit höheren Selbstbehalten nach den Erfahrungen der Vergangenheit nicht so stark heraufgesetzt werden mußten wie jene ohne oder mit nur geringen Selbstbehalten. Manche Unternehmen passen auch von sich aus die Selbstbehalte der Kostenentwicklung an.
Die Beiträge der privaten Krankenversicherer richten sich nicht nur nach der Höhe des vereinbarten Selbstbehalts. Sie

hängen entscheidend auch vom Geschlecht und Alter ab. Der Versicherungsschutz ist für Frauen in jüngeren Jahren teurer als für Männer, im höheren Alter hingegen gleichen sich die Beiträge stark an. Auch richtet sich die Prämie danach, ob für den Fall des Krankenhausaufenthalts die Unterbringung in einem Mehrbettzimmer, einem Zweibettzimmer oder gar in einem Einbettzimmer gewünscht wird. Am billigsten sind jene Tarife, bei denen Unterbringung im Mehrbettzimmer ohne Behandlung durch den Chefarzt vereinbart wird. Das ist eine Leistung, wie sie auch die gesetzlichen Krankenkassen für ihre Versicherten erbringen. Fast alle pivatversicherten Patienten haben sich jedoch für mehr Komfort im Krankenhaus, also die bessere Unterbringung, wie auch für die Behandlung durch den Chefarzt entschieden. Dabei machen die Gesellschaften unterschiedliche Angebote. Die einen trennen streng zwischen Ein- und Zweibettzimmer und staffeln ihre Tarife entsprechend. Wenn nun der fürs Einzelzimmer versicherte Kunde sich in ein Zweibettzimmer legt, weil er vielleicht anders nicht unterkommen kann, erstatten diese Gesellschaften durchweg ein Tagegeld. Die Höhe ist von Versicherer zu Versicherer unterschiedlich. Und wer fürs Zweibettzimmer versichert ist, aber sich in ein Einzelzimmer legt, muß in unterschiedlichem Maße – je nach Versicherer – einen Teil der Kosten dann selber zahlen. Um solche Komplikationen zu vermeiden, machen einige Gesellschaften, zu denen auch die DKV gehört, keinen Unterschied. Dem Kunden ist freigestellt, ob er sich in ein Ein- oder Zweibettzimmer legen möchte.
Die Beitragshöhe kann sich auch nach dem Gesundheitszustand eines neu zu versichernden Kunden richten. Denn im Versicherungsantrag fragt jede Gesellschaft nach früheren Krankheiten. Hat ein Kunde alte Leiden, die ihn für die Versicherung zu einem erschwerten Risiko machen, fordern die Gesellschaften häufig einen sogenannten Risikozuschlag. Zwar gibt es noch einzelne Versicherer, die darauf

generell verzichten und entweder zu normaler Prämie oder gar nicht versichern. Je nach Schwere früherer Erkrankungen mag dies dazu führen, daß solche Gesellschaften einen Antrag ablehnen, während andere durchaus bereit sind, den Vertrag mit Risikozuschlag zu akzeptieren. Die DKV hat sich für diesen Weg entschieden, um auch Menschen, die nicht mehr ganz gesund sind, noch Versicherungsschutz bieten zu können.

Wer freilich im Versicherungsantrag über seinen Gesundheitszustand und seine Krankengeschichte falsche Angaben macht, muß damit rechnen, daß die Versicherung heftig reagiert, wenn sie den Schwindel bemerkt. Und das ist spätestens der Fall, wenn Rechnungen eingereicht werden, aus denen der Sachbearbeiter merkt, daß doch wohl schon früher etwas gewesen sein muß. Dann ist der Versicherer von der Leistung frei und kann vom Vertrag zurücktreten. Ehrliche Kunden hingegen kann die Versicherung nicht durch Kündigung loswerden, wenn eines Tages hohe Rechnungen kommen sollten und der Gesundheitszustand nicht mehr der beste ist. Solche schlechten Risiken können nach den für alle Versicherungen geltenden Musterbedingungen nicht gekündigt werden. Wer also sich für den Totalschutz in der privaten Krankenversicherung einmal entschieden hat, weiß, daß er sich auch dann noch auf seine Gesellschaft verlassen kann, wenn eines Tages die Hilfe des Versicherers besonders vonnöten ist. Der Kunde kann jedoch jeweils zum Ablauf des Versicherungsjahres mit einer Frist von drei Monaten seinen Vertrag beenden. Im Falle einer Beitragserhöhung kann sogar sofort mit einer Frist von nur einem Monat das Versicherungsverhältnis aufgekündigt werden. Und jene, die kraft Gesetzes krankenversicherungspflichtig werden, können sich sofort aus dem Vertrag lösen.

Während die privaten Krankenversicherer für ambulante und stationäre Behandlung einen umfassenden, gegen Aushöhlung durch Inflation gesicherten Schutz bieten, ist dieser

für die Zahnbehandlung nicht so umfassend. Das liegt am weitaus größeren subjektiven Risiko. Hier bieten die Gesellschaften abgestufte Leistungen. Der Kunde kann sich entscheiden, wieviel Prozent der Zahnarztrechnung, der Kosten für Zahnersatz oder der Ausgaben für Kieferorthopädie er versichern und wieviel Prozent er selber tragen möchte. Dabei setzen nur noch manche Versicherer Höchstgrenzen fest. Sie leisten maximal bis zu dieser Summe während eines Jahres, mehr nicht. Es versteht sich, daß die Zahntarife um so teurer werden, je höher jeweils der gewünschte Versicherungsumfang ist.
Speziell für Beamte bieten die Krankenversicherer umfassenden Totalschutz bei ambulanter und stationärer Behandlung, jedoch in anderer Form. Während bei den Normaltarifen ein in Mark fixierter Selbstbehalt des Kunden für ambulante Behandlung üblich ist, gilt für diese Policen eine prozentuale Erstattung: und zwar nicht nur für den ambulanten Bereich, auch für Krankenhausaufenthalt und Zahnarzt. Diese Tarife sind abgestellt auf die Beihilfe. Denn den Beamten wird von ihrem Dienstherrn ein bestimmter Prozentsatz ihrer Heilbehandlungskosten ersetzt. Dabei richtet sich der Erstattungssatz nach verschiedenen Faktoren: ob es sich um ambulante, zahnärztliche oder stationäre Behandlung handelt, ob der Beamte alleinstehend ist oder ob er Familie hat, und schließlich auch danach, bei welchem Dienstherrn er beschäftigt ist. Die privaten Krankenversicherer haben ihr Spezialangebot für Beamte so gestaffelt, daß diese den Teil der Behandlungskosten, der ihnen durch die Beihilfe nicht erstattet wird, voll versichern können. Damit brauchen sie selber keine Kosten zu tragen. Allenfalls bei sehr teurer Zahnbehandlung wäre dies bei jenen Gesellschaften möglich, die ihre Leistungen auf jährliche Höchstsummen begrenzen.

Tip Nr. 6: Übertritt

Viele Jahre hindurch wanderten Kunden der privaten Krankenversicherer zu den gesetzlichen Krankenkassen ab. Die meisten nicht freiwillig. Sie wurden durch ständige Erweiterung der Versicherungspflicht (Bauern, Studenten) dazu gezwungen. Andere wechselten zu den Kassen, weil diese ihren freiwillig versicherten Mitgliedern erheblich billigere Beiträge anboten. Das war vor allem im Jahre 1971 der Fall, als hoch verdienende Angestellte freiwillig versicherte Kassenmitglieder werden konnten. Im Normalfall ist dies heute nur möglich, wenn ein Pflichtversicherter über die geltende Pflichtversicherungsgrenze (1977: 2550 Mark Monatsgehalt) hinauswächst. Dann kann er bei seiner Kasse als freiwilliges Mitglied bleiben. Berufsanfänger, deren Anfangsgehalt über der Pflichtversicherungsgrenze liegt, können sich dennoch zum Beitritt bei einer gesetzlichen Krankenkasse entschließen.
Die gesetzlichen Krankenkassen haben jedoch in den letzten Jahren ihre Beiträge insbesondere für freiwillig Versicherte drastisch heraufgesetzt. Das lag an zwei Gründen. Zum einen mußten die Kassen durchweg höhere Beitragssätze fordern. Überdies stieg im Zuge der Dynamisierung die Beitragsbemessungsgrenze schnell an. Höhere Beitragsprozente wurden somit von höheren Summen berechnet, was zu rapide steigenden Belastungen gerade der freiwillig Versicherten führte.
Inzwischen haben viele der Betroffenen sich Angebote von privaten Krankenversicherern kommen lassen. Das Ergebnis muß häufig positiv gewesen sein. Denn die Gesellschaften registrieren eine wachsende Zahl von Kunden, die bei ihrer Kasse kündigen und sich fortan ausschließlich bei ihnen privat versichern. Vorteilhaft ist solcher Übertritt durchweg für Alleinstehende sowie Verheiratete, vor allem, wenn beide arbeiten, aber auch für Ehepaare, wenn nur

einer verdient, und sogar, je nach Alter, auch für Familien mit ein oder zwei Kindern.

Tip Nr. 7: Ohne Wartezeit

Die privaten Krankenversicherer leisten ab dem ersten Tag, an dem die Police in Kraft tritt, nur für einige akute Infektionen oder Unfälle. Im übrigen liegen zwischen Versicherungsbeginn und Leistungspflicht drei Monate Wartezeit. Für bestimmte Erkrankungen oder Schwangerschaft beträgt die Frist sogar acht Monate.
Aber nicht alle neuen Kunden müssen so lange warten. Neugeborene werden ohne Wartezeit akzeptiert, wenn sie binnen zwei Monaten nach Geburt angemeldet werden und mindestens ein Elternteil versichert ist. Dann leistet die Versicherung sogar für angeborene Anomalien. Versicherten, die aus der gesetzlichen Krankenversicherung zur Privatversicherung übertreten, wird die Wartezeit gleichfalls erlassen. Sie finden somit nahtlos Versicherungsschutz. Mit einer Einschränkung: Nur die tatsächlich bei einer Kasse versicherte Zeit wird angerechnet. Wer also nur vier Wochen bei einer gesetzlichen Kasse versichert war, bekommt also auch nur vier Wochen Wartezeit geschenkt, mehr nicht. Auf diese Weise sollen Umgehungen ausgeschlossen werden.
Auch jene Versicherten, die weder gerade neu auf die Welt gekommen sind noch von einer gesetzlichen Kasse zur Privatversicherung wechseln, können ohne Wartezeiten versichert werden und damit vom ersten Tag an vollen Krankenversicherungsschutz genießen. Voraussetzung: Sie müssen sich ärztlich untersuchen lassen. Und das Attest darf keine schwerwiegenden Befunde aufweisen. Die Kosten einer solchen Untersuchung muß der Versicherte tragen.
Wer sich gesund fühlt, sollte unbedingt mit Attest und ohne Wartezeiten der Krankenversicherung beitreten. Dann wird für die Prämie sofort voller Schutz geboten.

Tip Nr. 8: Heikle Fälle

Für die Behandlung durch Außenseiter (keine Schulmediziner) oder für wissenschaftlich nicht anerkannte Heilverfahren brauchen die Krankenversicherer nicht zu zahlen. Im Zweifel sollten Sie sich vorher erkundigen. Brillengestelle, Kontaktlinsen oder Prothesen zählen gleichfalls zu den Leistungen, die nicht automatisch unter den Versicherungsschutz fallen. Im Zweifelsfall vorher die Versicherung fragen. Auch für Kuren oder Sanatoriumsaufenthalt besteht kein Anspruch auf Erstattung. Wer eine Klinik aufsucht, die auch Kuren oder Sanatoriumsbehandlung durchführt, sollte deshalb bei seiner Versicherung vorher anrufen. Die Behandlung auf der Couch des Psychiaters zählt gleichfalls nicht zu den Leistungen, auf die Erstattungsanspruch generell besteht. Da die meisten Versicherer nur bei medizinischer Notwendigkeit leisten, dann oft nur begrenzt auf bestimmte Summen, ist die vorhergehende Anfrage bei der Gesellschaft ratsamer als hinterher der Ärger wegen abgelehnter Begleichung der Rechnung. Auch bei Vorsorgeuntersuchungen mögen die Versicherer nicht gerne für den Check-up in einer teuren Klinik einige tausend Mark überweisen. Gezielte Vorsorgeuntersuchungen werden durchweg bezahlt, ungezielte Check-ups indessen nicht. Anfrage vorher ist gleichfalls besser als Streit hinterher. Auch mögen die Versicherer nicht blindlings jede Arztrechnung honorieren, auch wenn der Kunde zu 100 Prozent versichert ist. Verlangt der Arzt mehr, als nach der Gebührenordnung höchstens zulässig, kann es Schwierigkeiten geben. In einem solchen Falle freilich muß der Arzt, wenn er korrekt handelt, vorher den Patienten informieren, daß er sich nicht an die Gebührenordnung hält. Dann weiß der versicherte Patient, daß es hinterher bei der Regulierung der Rechnung Probleme geben kann. Darum empfehlen die privaten Krankenversicherer ihren Kunden, das Gespräch mit dem

Arzt über das Honorar nicht zu scheuen. Schließlich lehnen die Versicherer ab, Nähr- oder Stärkungsmittel zu bezahlen, selbst wenn diese vom Arzt verordnet wurden. Im Einzelfall mögen die Auffassungen geteilt sein, wo die Grenze zwischen Arznei und Stärkungsmitteln liegt. Bei diesen heiklen Fällen verhalten sich auch die gesetzlichen Krankenkassen nicht anders als die Privatversicherungen. Sie leisten nicht unbedingt: Beide Einrichtungen wollen ihre Versichertengemeinschaft vor stark subjektiv beeinflußbarer Inanspruchnahme schützen.

Mehr Komfort in der Klinik: Zusatzversicherungen

Kaum eine andere Ware oder Dienstleistung hat sich in den vergangenen Jahren so verteuert wie der Krankenhausservice. Doch wissen die meisten Patienten einer Klinik überhaupt nicht, was ihre Behandlung kostet. Die gesetzliche Kasse zahlt alles. Sie sehen keine Rechnung. Dabei ist ihre medizinische Versorgung gut, wenngleich sie keinen Anspruch darauf haben, vom Chefarzt persönlich behandelt zu werden. Auch müssen sie sich bei der Unterbringung mit einem Mehrbettzimmer zufrieden geben, denn nur wenige moderne Kliniken bringen derzeit selbst Kassenmitglieder im Zweibettzimmer unter. Und wer noch mehr Komfort am Krankenbett wünscht – Telefon oder Fernsehen – muß extra zahlen. Dies alles mag teurer sein als ein Luxushotel.
Wer als Mitglied einer gesetzlichen Krankenkasse nur zu zweit oder gar allein im Zimmer liegen und vom Chefarzt behandelt werden möchte, muß dies alles zusätzlich bezahlen. Denn seine Krankenkasse trägt nur jenen Teil der Kosten, der bei normaler Behandlung ohne Komfort angefallen wäre. Solche Extra-Ausgaben mag sich ein gut verdienender Angestellter, der freiwillig einer gesetzlichen Krankenkasse angehört, aus der eigenen Tasche ohne Schwierig-

keiten leisten, wenn er nur für wenige Tage in die Klinik kommt und keine aufwendige Behandlung erforderlich ist. Bei einer schweren Operation aber sähe die Rechnung schon ganz anders aus. Dann könnten sich selbst viele gut situierte Angestellte dies nicht mehr erlauben. Sie müßten wohl oder übel mit dem allgemeinen Service ohne Komfort und Chefarzt zufrieden sein. Indes ist ihr persönlicher Lebensstandard weitaus höher.

Jene Kassenmitglieder, die durch Abschluß einer privaten Zusatz-Versicherung vorgesorgt haben, können sich hingegen stets in der Klinik so behandeln lassen, wie es ihrem Lebensstil und ihren Erwartungen entspricht. Und das sind immerhin rund vier Millionen Menschen, die – generell in der Krankenkasse – bei privaten Versicherungsgesellschaften Zusatzversicherungen haben. Sie sind im Krankenhaus Privatpatienten und keine Kassenpatienten. Dabei trägt die Zusatzversicherung jene Kosten, die mit der Wahl des besseren Zimmers und der Behandlung durch den oder gar die Chefärzte entstehen.

Die meisten privaten Krankenversicherungen staffeln ihre Beiträge danach, ob der Patient in der Klinik zu zweit oder allein im Zimmer liegen möchte. Wer fürs Einzelzimmer versichert ist, dann aber doch mit einem Zweibettzimmer vorlieb nehmen muß, bekommt durchweg zusätzlich ein Tagegeld, bei den einzelnen Versicherern jedoch in unterschiedlicher Höhe. Und wer nur fürs Zweibettzimmer versichert ist, sich aber in ein Einzelzimmer legt, muß – wiederum in unterschiedlichem Umfang – einen Teil der Kosten selber tragen. Weil nun die Patienten bei Einlieferung nicht immer in ein Zimmer der Kategorie kommen, für das sie sich zusätzlich versichert haben, oder je nach ihrem Befinden sich ein anderes Zimmer wünschen, als ihrem Versicherungsschutz entspricht, haben einzelne Gesellschaften auf solche Unterscheidung generell verzichtet. Dazu gehört die DKV. Wer eine Zusatzversicherung hat, mag sich allein

oder zu zweit betten. In jedem Fall werden die Kosten der Klinik und die Honorare der Chefärzte bezahlt.
Das gilt auch dann, wenn künftig alles noch teurer wird. Denn nach den modernen Bedingungen gilt solcher Schutz uneingeschränkt. Der Versicherte braucht sich also nicht darum zu kümmern, ob seine Police durch steigende Kosten in ihrem Wert ausgehöhlt wird. Er kann sich stets in ein besseres Zimmer einweisen und vom Chefarzt behandeln lassen, egal, ob in einer teuren Uniklinik, in einem preiswerten Landkrankenhaus, ob heute oder morgen. Solche unbedingte Leistungszusage der Versicherer, die auch für eine in ihren Kosten noch unbekannte Zukunft gilt, ist freilich gekoppelt mit einer Dynamisierung auch der Beiträge. Die Versicherer können und dürfen die Beiträge anpassen, wenn die Kliniken höhere Pflegesätze oder die Ärzte höhere Honorare berechnen. Vor Willkür ist der Kunde aber geschützt, denn solche Beitragsanpassungen müssen amtlich genehmigt und deshalb sorgfältig begründet werden.
Die Beiträge der Zusatzversicherungen richten sich bei allen Gesellschaften nach Alter und Geschlecht. Frauen zahlen in jüngeren Jahren mehr als Männer, im höheren Alter gleichen sich die Beiträge an. Generell ist der Versicherungsschutz in jungen Jahren billiger als im Alter. Trotzdem sind diese Zusatzversicherungen, gemessen an der Leistungszusage, preiswert. So zahlt ein Mann im Alter von dreißig etwa zwanzig Mark im Monat, eine Frau im Alter von dreißig um dreißig Mark. Bei 50jährigen Männern und Frauen kostet die Zusatzversicherung für das Krankenhaus um 45 Mark pro Monat. Dabei sind die Tarife so kalkuliert, daß sie für ein und denselben Versicherten konstant bleiben, auch wenn er älter wird. Nur im Falle von Beitragserhöhungen erfolgen altersabhängige Zuschläge. Der Gesamtbeitrag wird aber nicht so hoch, als würde dieser Versicherte mit seinem inzwischen erreichten Alter einen neuen Vertrag abschließen.

Wer einmal eine Zusatzversicherung vereinbart hat, kann von seiner Versicherung nicht mehr gekündigt werden, sobald der Vertrag erst einmal drei Jahre bestanden hat. Einige Versicherer – unter ihnen auch die DKV – haben inzwischen sogar auf dieses Kündigungsrecht verzichtet. Der Versicherte indes kann stets mit einer Frist von drei Monaten zum Ende eines Versicherungsjahres kündigen. Er geht somit keine Verpflichtung ein, die ihn auf Dauer unwiderruflich bindet.
Bei Vertragsabschluß fragt die Versicherung nach dem Gesundheitszustand und früheren Erkrankungen. Wer falsche Angaben macht, riskiert, daß im Schadenfall die Versicherungsgesellschaft ihre Erstattungspflicht verneint und vom Vertrag zurücktritt. Wer schon eine etwas angeschlagene Gesundheit hat, braucht dennoch auf solche Zusatzversicherungen nicht zu verzichten. Je nach Art der Krankengeschichte nehmen die Versicherungen auch risikoreichere Verträge, verlangen dann aber als Ausgleich einen Zuschlag zur Normalprämie.

Tip Nr. 9: Als Privatpatient zum Arzt

Meistens schließen Kassenmitglieder nur solche Zusatzversicherungen ab, für die sie sich Komfort in der Klinik und die Behandlung durch den Chefarzt leisten können. Gehen sie ambulant zum Arzt, lassen sie sich auf Krankenschein behandeln. Wer nun als Privatpatient zum Arzt gehen möchte, kann auch dafür unter bestimmten Voraussetzungen eine Zusatzversicherung vereinbaren. Dann übernimmt die private Krankenversicherung jenen Teil der Arzthonorare, der von der Kasse nicht ersetzt wird. Diese Art Zusatzversicherung wird freilich von den Versicherungsgesellschaften ohne besonderen Nachdruck angeboten. Auch ist die Nachfrage im Publikum gering.

Tip Nr. 10: Nebeneinnahmen

Ein Klinikaufenthalt kostet oft mehr, als die Krankenkassen oder Privatversicherer bezahlen, selbst wenn diese den letzten Pfennig, der in Rechnung gestellt wird, begleichen. Aber es bleiben trotzdem noch Kosten, die keiner ersetzt: Wenn Angehörige, weil es einfach nicht anders geht, mit der Taxe kommen müssen. Selbst die Fahrt mit Nahverkehrsmitteln kann schon teuer sein. Oder weil eine Reise notwendig wird oder fürs Telefonieren am Krankenbett oder für Bücher und Zeitschriften. Eine kleine Nebeneinnahme mag deshalb höchst willkommen sein. Wer eine Krankenhaustagegeldversicherung hat, verfügt über solches Taschengeld. Denn der vereinbarte Tagessatz wird für jeden in der Klinik verbrachten Tag gezahlt.

Tip Nr. 11: Auf Kredit

Wer schon einmal als Privatpatient im Krankenhaus gelegen hat, hat sich vielleicht auch darüber geärgert, daß bei der Aufnahme zunächst einmal ein Kostenvorschuß verlangt wurde. Man selbst kommt in der Hoffnung und Erwartung, daß nun der große Apparat der Klinik einzig und allein darum bemüht sein wird, dem neuen Patienten zu helfen. Statt dessen wird Vorschuß verlangt. Die meisten Versicherer indes geben ihren Kunden und den Kliniken heutzutage schriftliche Bestätigungen, daß die Kosten erstattet werden. Damit sind viele Krankenhäuser zufrieden; sie verzichten auf Vorauszahlungen. Manche Unternehmen stellen ihren Versicherten – statt der Kostenübernahmeerklärung – Verrechnungsschecks zur Verfügung, mit denen sie die Vorauszahlung begleichen können.

Trotz Krankheit finanziell gesund: Tagegeldversicherungen

Wer sich gegen Krankheit gut und ausreichend versichert hat, braucht sich im Ernstfall keine Sorgen zu machen. Die Kosten für Arzt, Medikamente und Klinik zahlt die Versicherung. Längere Krankheit ist für viele indes gleichbedeutend mit dem Versiegen des Einkommens. Am besten gesichert sind Beamte. Denn die Bezüge der Staatsdiener laufen auch im Krankheitsfall ungeschmälert weiter – im schlimmsten Fall bis zur vorzeitigen Pensionierung. Solchen großzügigen Schutz haben Selbständige und Freiberufler nicht. In den meisten Fällen gehen ihre Einkünfte erheblich zurück oder versiegen völlig, wenn sie das Krankenbett hüten müssen und nicht arbeiten können.

Nicht so perfekt gesichert wie Beamte, aber auch nicht so sehr dem Risiko ausgesetzt wie Selbständige, sind Arbeitnehmer. Für Arbeiter und Angestellte laufen zunächst einmal sechs Wochen lang Lohn oder Gehalt weiter, wenn sie erkranken. Sobald der Arzt Arbeitsunfähigkeit bescheinigt oder eine Kur verordnet, muß der Arbeitgeber für eine Frist von sechs Wochen das Gehalt fortzahlen. Wer mehrfach hintereinander wegen derselben Krankheit nicht arbeiten kann, muß sich diese Sechswochenfrist innerhalb eines Jahres anrechnen lassen.

Die Lohn- und Gehaltsfortzahlung für sechs Wochen ist das vom Gesetzgeber verlangte Minimum. Per Manteltarifvertrag, Betriebsvereinbarung oder individueller Vertragsgestaltung zahlen viele Firmen länger. Außerordentlich kulant in diesem Punkt ist der Chemiekonzern Bayer. Das Unternehmen überweist allen Angestellten – tariflichen, außertariflichen und Leitenden – ab der siebenten Krankheitswoche das Nettogehalt weiter. Dieser Anspruch ist nicht gekoppelt an ein Mindestalter, eine bestimmte Dauer der Betriebszugehörigkeit oder die Stellung im Unternehmen. Das

Nettoeinkommen wird erkrankten Bayer-Angestellten notfalls bis zur vorzeitigen Pensionierung überwiesen. Eine so großzügige Regelung ist vorläufig die Ausnahme in der deutschen Wirtschaft. In vielen Firmen ist freilich eine steigende Dauer der Gehaltsfortzahlung üblich, gekoppelt an die Jahre der Betriebszugehörigkeit. Je länger ein Mitarbeiter für das Unternehmen tätig ist, um so länger wird sein Anspruch auf Gehaltsfortzahlung. Über solche vertraglichen Regelungen hinaus sind viele größere Unternehmen bereit, in Härtefällen aus ihren Unterstützungsfonds Beihilfen zu gewähren – dies freilich ohne Rechtsanspruch.
Perfekt geregelt ist für alle Arbeitnehmer in allen Unternehmen indes die Gehaltsfortzahlung bei Arbeitsunfall. Kraft Gesetzes sind alle Arbeitnehmer, unabhängig von der Höhe ihres Einkommens, in der gesetzlichen Unfallversicherung, einem Zweig der Sozialversicherung. Auch Freiberufler und Selbständige, sofern sie nicht ohnehin kraft Gesetzes Mitglied sein müssen, können sich dort freiwillig versichern. Dabei dürfen sie die Versicherungssumme selbst bestimmen. Obergrenze des versicherbaren Jahreseinkommens ist bei vielen Berufsgenossenschaften, den Trägern der gesetzlichen Unfallversicherung, jedoch ein Jahresbetrag von 48000 Mark. Einige Berufsgenossenschaften ziehen die Grenze bei 60000, wenige sogar erst bei 72000 Mark. Die Beiträge richten sich für diesen freiwillig versicherten Kreis nach der abgeschlossenen Summe und nach der Art des Betriebes. Für Arbeitnehmer ist hingegen der Schutz in der gesetzlichen Unfallversicherung stets kostenlos. Die Beiträge hierfür gehen voll zu Lasten des Arbeitgebers.
Für die Dauer der Arbeitsunfähigkeit als Folge eines Arbeitsunfalls zahlt die Berufsgenossenschaft unter anderem Übergangsgeld. Dieses beträgt 80 Prozent des Bruttogehalts, höchstens aber jeweils das Nettoeinkommen. Die Zahlung erfolgt frei von Steuern und Sozialabgaben. Obergrenze bei der Ermittlung des Einkommens sind freilich

4000, 5000 oder 6000 Mark im Monat, wobei dies im einzelnen von den Bestimmungen der einzelnen Berufsgenossenschaften abhängt. Zu den Arbeitsunfällen, für welche die Berufsgenossenschaften eintreten müssen, zählen auch Unfälle auf dem Weg zur Arbeit und zurück nach Hause, Unfälle auf einer Dienstreise und Berufskrankheiten. In keinem Falle aber tritt die Berufsgenossenschaft für Unfälle während der Freizeit, an Wochenenden oder im Urlaub ein. Für Mitglieder der Berufsgenossenschaften ist somit gut gesorgt, wenn die Arbeitsunfähigkeit durch einen Arbeits- oder Wegeunfall verursacht wurde. Wer sich auch für einen Unfall in der Freizeit versichern möchte, kann sich durch eine private Unfalltagegeld-Versicherung gegen Einkommensverluste schützen. Dabei machen die privaten Unfallversicherer im Prinzip keinen Unterschied zwischen einem Arbeits- oder Freizeitunfall: Sie zahlen. Einige Gesellschaften leisten indes mehr, wenn die Berufsgenossenschaft nicht zahlungspflichtig ist, und weniger, wenn auch diese dem Verletzten finanziell hilft. Die perfekte Absicherung aller Arbeitnehmer (mit Ausnahme sehr hoher Gehaltsgruppen) und der freiwillig versicherten Selbständigen und Freiberufler bei Arbeitsunfall und dazu auch eine ausreichende private Unfalltagegeld-Versicherung zum Schutz gegen Freizeitunfälle lassen aber dennoch beträchtliche Lücken. Nicht gesichert ist das Einkommen, wenn die Arbeitsunfähigkeit durch Krankheit, Gebrechen oder Leiden ausgelöst wird. Das ist eine Angelegenheit für die Krankenversicherung – und zwar sowohl für gesetzliche Kassen wie auch für private Krankenversicherer. Die gesetzlichen Krankenkassen (Orts-, Betriebs-, Innungs- oder Landkrankenkassen oder Ersatzkassen) vergüten Arbeitnehmern ab der siebenten Krankheitswoche – bis dahin muß der Arbeitgeber das Gehalt weiterzahlen – das sogenannte Krankengeld. Pflichtversicherte, das sind alle Arbeiter und jene Angestellte, deren Monatseinkommen 2550 Mark (Stand 1977) nicht

übersteigt, erhalten als Krankengeld dann 80 Prozent ihrer Bruttobezüge, höchstens jedoch jeweils das Nettoeinkommen. Für diesen Kreis bleibt somit der Lebensstandard durch das Krankengeld gesichert, auch wenn die Arbeitsunfähigkeit länger als sechs Wochen dauert.
Angestellte, die als freiwillig versicherte Mitglieder einer Krankenkasse angehören (Monatseinkommen oberhalb von 2550 Mark), können in ihren Versicherungsschutz gegen Zusatzprämie den Anspruch auf Krankengeld einschließen. Dies ist üblich. Allgemeine Orts- und Betriebskrankenkassen zahlen dann pro Tag (Stand 1977) 68 Mark, im Monat – zu 30 Tagen gerechnet – also 2040 Mark. Dieser Anspruch beginnt, wenn der Arbeitgeber das Gehalt nicht mehr zu zahlen braucht, frühestens nach sechs Wochen. Sofern der einzelne einen längeren Anspruch auf Gehaltsfortzahlung hat – zum Beispiel ein Vierteljahr oder gar sechs Monate – tritt erst die Krankenkasse nach Ablauf dieser Frist ein. Dennoch bleibt es trotz dieser wesentlich längeren Karenzzeit bei einem Krankengeld von täglich 68 Mark. Demgegenüber sind die meisten Angestellten-Ersatzkassen kulanter. Je länger die Karenzzeit, ab der sie leisten müssen, um so höher wird dann der Anspruch auf Krankengeld. Überdies bieten die Angestellten-Ersatzkassen auch gegen Mehrbeitrag Tarife mit einem erhöhten Krankengeld.
Freiwillig versicherten Selbständigen oder Freiberuflern offerieren die gesetzlichen Krankenkassen gleichfalls Tarife mit Anspruch auf Krankengeld. Dabei haben die verschiedenen Kassentypen unterschiedliche Modelle. Orts-, Betriebs- oder Innungskrankenkassen leisten schon ab dem ersten Tag, höchstens aber 68 Mark pro Tag (Stand 1977). Einige Kassen führen auch billigere Tarife, bei denen erst nach sechs Wochen Karenzzeit ein solcher Krankengeldanspruch entsteht. Die Angestellten-Ersatzkassen haben für ihre freiwillig versicherten Selbständigen durchweg Tarife

mit drei Wochen Karenzzeit und einem Krankengeldanspruch nach Ablauf dieser Frist von täglich 68 Mark (Stand 1977).

Alle Kassen zahlen Krankengeld für maximal 78 Wochen innerhalb von drei Jahren. Danach droht Aussteuerung. Meistens aber wird nach einer so langen Krankheit, wie die Erfahrung zeigt, aus der Arbeitsunfähigkeit eine Berufs- oder Erwerbsunfähigkeit. Wer Mitglied der gesetzlichen Rentenversicherung ist, erhält dann Rente, vorausgesetzt, die kleine Wartezeit (im Normalfall 60 Beitragsmonate) ist erfüllt.

Während pflichtversicherte Kassenmitglieder im allgemeinen davon ausgehen können, daß ihr Lebensstandard auch bei langer Krankheit durch den Krankengeldanspruch gewährleistet bleibt, ist die Situation für freiwillig Versicherte, selbst wenn sie Krankengeld mitversichert haben, nicht so günstig. Wer – um eine Richtgröße zu nennen – mehr als 2500 Mark monatliches Nettoeinkommen hat, muß davon ausgehen, daß die Krankengeldzahlung nicht ausreicht, um diesen Standard zu halten. Vor allem jene Angestellte, Freiberufler oder Selbständige, die in keiner Krankenkasse sind, müssen für diesen Fall Vorsorge treffen.

Dazu dient die Krankentagegeld-Versicherung, die von privaten Krankenversicherern angeboten wird. Nach den Versicherungsbedingungen können Berufstätige (Arbeitnehmer, Selbständige, Freiberufler, Gewerbetreibende, Unternehmer) eine Krankentagegeldversicherung bis zur Höhe ihres Nettoeinkommens abschließen. Da die Leistung der Versicherung steuerfrei ist, läßt sich somit der Lebensstandard auch für den Fall der Krankheit in voller Höhe aufrechterhalten. Arbeitnehmer können eine solche Versicherung freilich nur ab der siebenten Krankheitswoche vereinbaren. Denn bis dahin ist der Arbeitgeber zur Lohn- oder Gehaltsfortzahlung verpflichtet.

Selbständigen wird die Tagegeldversicherung in verschiedenen Varianten offeriert. So ab drei oder vier Krankheitstagen, nach einer, zwei, vier oder sechs Wochen Karenzzeit, aber auch nach erst drei oder gar sechs Monaten Krankheitsdauer. Auch Angestellte können eine längere Karenzzeit als sechs Wochen wählen, zum Beispiel, wenn der Arbeitgeber das Gehalt länger fortzahlt. Je länger die Karenzzeit festgelegt wird, um so niedriger wird der Beitrag. Somit haben Berufstätige die Möglichkeit, durch Staffelung der Tagegelder mit verschiedenen Karenzzeiten für den Fall der langwierigen, schweren Erkrankung ab einer bestimmten Frist das volle Nettoeinkommen vergleichsweise preiswert zu versichern.

Die Beiträge der Tagegeldversicherungen richten sich aber nicht nur nach der Dauer der vereinbarten Karenzzeit. Auch Alter und Geschlecht des Versicherten spielen eine freilich weniger wichtige Rolle. Dabei bleibt die zu Anfang geltende Prämie konstant. Sie steigt nicht, wenn der Versicherte älter wird. Wohl aber muß bei späteren Erhöhungen des Tagegeldes für diesen Teil des Versicherungsschutzes dann die Prämie nach dem inzwischen erreichten Alter gezahlt werden.

Obergrenze des Krankentagegeldes ist das Nettoeinkommen. Denn nach den Versicherungsbedingungen darf der versicherte Tagessatz »zusammen mit sonstigen Krankentage- oder Krankengeldern das aus der beruflichen Tätigkeit herrührende Nettoeinkommen nicht übersteigen«. Dabei wird die Höchstgrenze nach dem Durchschnittseinkommen der letzten zwölf Monate ermittelt. Bei geringfügigen Überschreitungen sind die Versicherungen nicht kleinlich. Wer bei mehreren Gesellschaften abschließt, um aus der Krankheit ein Geschäft zu machen, sollte die Versicherer nicht unterschätzen: Sie informieren sich bei Verdacht untereinander und kommen auf diese Weise Betrügern auf die Schliche. Auch überprüfen private Krankenversicherer wie gesetzliche Kassen ihre kranken Kunden, um Simulanten auf-

zuspüren. Die Ersatzkassen schalten ihren vertrauensärztlichen Dienst ein, Privatversicherer schicken Inspektoren ins Haus oder bitten einen Arzt ihrer Wahl zur Überprüfung des hausärztlichen Attests.
Betrug und Überversicherung sind freilich nicht das Hauptproblem der Tagegeld-Versicherer. Sie stellen im Schadenfall immer wieder fest, daß ihre Kunden sich viel zu niedrig versichert haben und im Krankheitsfall spürbare Einkommensverluste erleiden. Deshalb bemühen sich viele Gesellschaften, durch regelmäßige Rundschreiben an die Kunden oder gar durch Vertreterbesuch laufend die Tagegeld-Versicherungen dem tatsächlichen Einkommen anzupassen. Auch vertraglich zugesicherte automatische Angebote gibt es bereits, so bei der DKV. Selbst Kranke können davon Gebrauch machen.
Die gesetzlichen Kassen zahlen Krankengeld maximal 78 Wochen innerhalb von drei Jahren für dieselbe Krankheit. Bei den privaten Krankenversicherern bieten die führenden Gesellschaften – dazu gehört die DKV – unbegrenzte Leistungen an. Das heißt freilich nicht Zahlung bis ans Lebensende. Stets endet die Zahlpflicht des Tagegeld-Versicherers, wenn aus der Arbeitsunfähigkeit eine Berufs- oder Erwerbsunfähigkeit wird: Also wenn zum Beispiel Rente aus der gesetzlichen Rentenversicherung wegen vorzeitiger Invalidität fällig wird. Einige wenige Krankenversicherer stoppen die Tagegeldzahlung auch schon vorher: So nach einem halben, einem oder zwei Jahren Leistung. Dies sollte bei der Wahl eines Tagegeldversicherers bedacht werden.
Wer häufig hintereinander längere Zeit erkrankt – anders ausgedrückt: während langer Krankheit immer wieder einmal nur vorübergehend arbeiten kann – braucht sich die Karenzzeit, die in der Police vereinbart wurde, nur einmal anrechnen zu lassen. Führen jedoch hintereinander verschiedene Erkrankungen nach Aufnahme der Tätigkeit zu erneuter Arbeitsunfähigkeit, fängt die festgesetzte Karenzzeit

stets aufs neue an. In der Praxis mag es Streit geben, ob der wiederholte Arbeitsausfall immer auf die gleiche Krankheit oder nicht zurückzuführen ist.
Kulant handhaben die Krankenversicherer das Kündigungsrecht. Nach den Musterbedingungen könnten sie eine Tagegeld-Versicherung auch nach vielen Jahren des Bestehens durchaus kündigen. Darauf haben jedoch die Gesellschaften – bis auf einzelne Ausnahmen – verzichtet, sobald die Police drei Jahre bestanden hat. Gewisse Besonderheiten in den Tagegeldbedingungen einiger Gesellschaften sollte der Kunde gleichfalls beachten: Einzelne Gesellschaften zahlen nicht bei Arbeitsunfällen. Für Mitglieder der gesetzlichen Unfallversicherung ist diese Einschränkung nicht gravierend, wohl aber für alle anderen. Wenn Angestellte arbeitslos werden, sollten sie auf jeden Fall ihre Tagegeldversicherung nicht kündigen, sondern nur den Antrag auf Ruhen der Police stellen. Nur wenige Gesellschaften verlangen dann eine Minimalprämie, kulante lassen hingegen gratis eine Fortsetzung des Vertrages binnen zwölf Monaten zu alten Beiträgen zu.

Tip Nr. 12: Für Angestellte

Wenn Sie nicht zum Kreis der krankenversicherungspflichtigen Angestellten gehören (Monatseinkommen oberhalb 2550 Mark), sollten Sie unbedingt überprüfen, wie Sie gegen Einkommensverluste bei längerer Krankheit abgesichert sind:
1. Wie lange zahlt Ihr Arbeitgeber das Gehalt weiter (Minimum sechs Wochen)?
2. Sind Sie Mitglied einer gesetzlichen Krankenkasse? Haben Sie Krankengeld mitversichert? Wie hoch ist Ihr Krankengeldanspruch nach Ablauf der Gehaltsfortzahlung durch Ihren Arbeitgeber? (Evtl. Rückfrage bei Ihrer Krankenkasse.) Ist damit Ihr Nettoeinkommen gewährleistet?

Ist dies nicht der Fall, sollten Sie zusätzlich eine private Krankentagegeld-Versicherung abschließen. (Siehe dazu auch unter dem folgenden Punkt 3.)

3. Wenn Sie nicht in einer gesetzlichen Krankenkasse oder dort nicht ausreichend durch das Krankengeld abgesichert sind, sollten Sie unbedingt eine private Tagegeldversicherung abschließen, damit Ihr Einkommen auch bei längerer Krankheit gesichert bleibt. Vereinbaren Sie eine Karenzzeit, die der Dauer Ihres Anspruchs auf Gehaltsfortzahlung entspricht. Versichern Sie Ihr volles Nettoeinkommen. Jene Angestellten, die sich von der Versicherungspflicht haben befreien lassen, müssen in ihrer privaten Police eine Tagegeldversicherung einschließen; diese ist ebenfalls notwendig zur Erlangung des Arbeitgeberzuschusses. Wenn ihnen im nahtlosen Anschluß an das Ende der Gehaltsfortzahlung die Versicherung ihres ganzen Nettoeinkommens zu teuer ist, stückeln Sie den Vertrag. Versichern Sie ein bescheidenes Tagegeld sofort nach Ablauf der Gehaltsfortzahlung. Und wählen Sie eine volle Abdeckung Ihres Nettoeinkommens für eine Krankheitsdauer ab drei oder sechs Monaten. So sind Sie für das schwere Risiko geschützt, ohne dafür viel Prämie aufwenden zu müssen. Bei kürzeren Erkrankungen, bei denen Sie nicht das volle Nettoeinkommen versichert haben, gehen Sie dann nur ein begrenztes finanzielles Risiko ein. Überprüfen Sie diesen Versicherungsschutz im Abstand von zwei bis drei Jahren.

Tip Nr. 13: Für Selbständige

Krankheit bedeutet für die meisten Selbständigen und Freiberufler nicht nur den Wegfall des Einkommens. Für viele laufen die Kosten (Miete, Gehälter) sogar weiter, ohne daß Geld verdient wird. Um so wichtiger ist die finanzielle Absicherung.

1. Sind Sie Mitglied einer gesetzlichen Krankenkasse? Ha-

ben Sie Krankengeld mitversichert? (Unbedingt prüfen, denn dies ist nicht automatisch der Fall.) Nach wieviel Tagen oder Wochen Karenzzeit haben Sie einen Anspruch auf Krankengeld? Wie hoch ist dieser? (Evtl. Rückfrage bei Ihrer Krankenkasse.) Wie groß ist die Lücke zu Ihrem derzeitigen Nettoeinkommen? Besteht eine solche Lücke, sollten Sie eine private Krankentagegeld-Versicherung zusätzlich abschließen (siehe dazu auch unter dem folgenden Punkt 2).

2. Wenn Sie nicht in einer gesetzlichen Krankenkasse oder dort durch das Krankengeld nicht ausreichend abgesichert sind, sollten Sie unbedingt eine private Tagegeldversicherung abschließen. Die Erfahrung zeigt, daß Erkrankungen von zwei oder drei Tagen meistens keinen nennenswerten Einkommensverlust bedeuten; deshalb leisten die meisten Versicherer ohnehin erst ab dem dritten oder vierten Krankheitstag.

Eine volle Sicherung des Nettoeinkommens nach so kurzen Karenzzeiten ist indes teuer. Wer scharf rechnen muß, ist gut beraten, wenn er für wenige Krankheitstage zunächst einmal nur das Existenzminimum als Tagegeld versichert. Für den Fall, daß die Krankheit länger als eine Woche oder zwei Wochen dauert, sollte ein weiteres Tagegeld vereinbart werden, damit die finanzielle Einbuße nicht zu groß wird. Und nach einer Karenzzeit von drei oder sechs Monaten schließlich sollte das volle Nettoeinkommen abgesichert sein. Auch können weiterlaufende Kosten (zum Beispiel Büromiete) über Tagegeld abgedeckt werden. Allerdings empfiehlt sich, darüber mit dem Versicherer vorher klare Absprachen zu treffen. Denn nach den Versicherungsbedingungen ist Obergrenze jeweils das Nettoeinkommen. Wer sich höher versichert, muß mit Kürzungen rechnen, wenn nicht vorher klare Vereinbarungen getroffen wurden. Überprüfen Sie diesen Versicherungsschutz im Abstand von zwei bis drei Jahren.

Tip Nr. 14: Haftpflichtansprüche

Wenn Sie arbeitsunfähig werden, weil ein Dritter durch sein Verschulden Sie verletzt (typisches Beispiel: Verkehrsunfall), haben Sie Haftpflichtansprüche. Diese richten sich bei Verkehrsunfällen gegen den Haftpflichtversicherer des Unfallgegners, in anderen Fällen gegen den Haftpflichtversicherer, sofern der schuldige Teil eine solche Police hat. Der Haftpflichtversicherer muß, wenn Sie unschuldig sind, nicht nur für Kosten der Heilbehandlung und möglicherweise auch Schmerzensgeld aufkommen. Auch der Einkommensverlust infolge Arbeitsunfähigkeit muß ersetzt werden. Das ist bei Arbeitnehmern unproblematisch, weil Lohn- und Gehaltsabrechnungen klare Nachweise liefern. Bei Selbständigen wird im allgemeinen die letzte Steuererklärung zugrunde gelegt. Wer mehr verdient, als er dem Finanzamt deklariert, kann auch dafür, sofern hieb- und stichfest nachgewiesen, finanziellen Ausgleich verlangen.

Tip Nr. 15: Am Kassenschalter

Die Ersatzkassen bieten ihren freiwillig versicherten Mitgliedern einen Tarif mit erhöhtem Tagegeld. Auch die Orts-, Innungs- und Betriebskrankenkassen offerieren solchen Schutz, wobei sie mit privaten Krankenversicherern zusammenarbeiten. Freiwillig versicherte Mitglieder dieser Kassen können einfach und unproblematisch dort ihren Tagegeldanspruch soweit erhöhen, daß damit das Nettoeinkommen abgesichert ist.

Glückliche Reise: Krankenversicherungen für den Urlaub

Wenn Sie innerhalb unserer Landesgrenzen verreisen, brauchen Sie sich keine Sorgen zu machen. Als Mitglied ei-

ner gesetzlichen Krankenkasse können Sie sich auf Krankenschein im ganzen Bundesgebiet behandeln, auch sich in ein Krankenhaus an Ihrem Aufenthaltsort oder in der Nähe einweisen lassen. Sind Sie privat versichert, genießen Sie gleichfalls im ganzen Bundesgebiet Versicherungsschutz ohne Einschränkungen. Auch als Kassenpatient, der eine Zusatzversicherung für Komfort in der Klinik abgeschlossen hat, steht Ihnen die Wahl eines deutschen Krankenhauses frei. Schwierigkeiten kann es nur geben – und zwar sowohl mit gesetzlichen Krankenkassen wie mit Privatversicherern – wenn Sie aus freiem Entschluß eine Kur antreten. Kosten für die Behandlung durch Kurärzte oder Sanatorien sind nicht ersatzpflichtig. Es sei denn, Sie hatten als Mitglied einer Krankenkasse sich vorher eine Kur genehmigen lassen. Sind Sie privat versichert, tritt Ihre Versicherung ein, wenn eine akute Behandlung notwendig wird. Oder wenn Sie einen speziellen Kurkostentarif abgeschlossen haben.
Auf Auslandsreisen sollten Sie sich vorher um Ihren Versicherungsschutz kümmern. Kassenmitglieder können sich in zahlreichen Ländern auf Krankenschein behandeln lassen. Jedoch muß der Versicherte sich vorher einen sogenannten Anspruchsausweis samt Merkblatt beschaffen. Wer dies vergißt oder nicht auf Krankenschein behandelt wird oder wer in ein Land fährt, mit dem kein Sozialversicherungsabkommen besteht, muß zunächst einmal aus der eigenen Tasche die Kosten vorstrecken. Die meisten Kassen ersetzen hinterher auf dem Kulanzweg denjenigen Teil der Kosten, den sie bei Behandlung auf Krankenschein im Inland auch hätten zahlen müssen. In der Regel muß dann der Versicherte einen Teil dieser Auslagen selber tragen. Wer privat versichert ist, kann sich auf Reisen in ganz Europa behandeln lassen. Der Versicherungsschutz gilt auch uneingeschränkt auf Fahrten in fremde Kontinente, wenn die Reise nicht länger als vier Wochen dauert. Wer länger bleibt, sollte vorher mit seiner Versicherung über eine Ausdehnung die-

ser Frist verhandeln. Die DKV leistet auch im außereuropäischen Ausland unbegrenzt.
Wer befürchtet, daß sein gesetzlicher oder privater Krankenversicherungsschutz auf Auslandsfahrten nicht ausreicht, kann die Lücke durch eine sogenannte Auslandsreisekrankenversicherung abdecken. Diese bieten die privaten Krankenversicherer ihren Kunden direkt an; aber auch Reiseveranstalter und Reisebüros verkaufen solche Policen, wie auch die Automobilclubs in ihren Schutzbriefen diese Versicherungen einschließen. Solche Auslandsreisekrankenversicherungen werden vornehmlich als kurz- bis langfristige Policen ausgestellt, meistens unterteilt für Europa- oder Weltreisen.
Der Beitrag für solchen Schutz ist gering. Dafür aber ist die Leistung bei den meisten Gesellschaften begrenzt auf eine vorher zu vereinbarende Höchstsumme. Auch ist die Auslandsreisekrankenversicherung gedacht für akute Behandlungen. Damit Versicherte nicht auf die Idee kommen, sich jenseits der Grenzen einmal gründlich kurieren zu lassen, sehen die Bedingungen vor, daß nur für »das medizinisch notwendige Maß« der Heilbehandlung Erstattungspflicht besteht. Wer ins Ausland fährt, um seine Zähne durchreparieren zu lassen und die Rechnung hinterher dem Auslandsreisekranken-Versicherer präsentiert, hat gleichfalls keinen Erfolg. Ersetzt wird nur die schmerzstillende Zahnbehandlung und -füllung, nicht aber der neue Zahnersatz oder die neue Krone. Auch für Krankheiten, die bei Antritt der Reise schon bestanden haben oder in der Zeit davor behandelt wurden, tritt diese spezielle preisgünstige Police nicht ein. Sie ist dazu da, das akute Krankheitsrisiko finanziell abzusichern, mehr nicht.

Tip Nr. 16: Belege sammeln

Wenn Sie oder einer Ihrer Angehörigen im Ausland krank werden oder einen Unfall haben und für die Behandlung Geld ausgeben, sammeln Sie die Belege sorgfältig. Bitten Sie den Arzt um eine Rechnung mit dem Namen des Patienten, Diagnose und Behandlungsdaten mit den einzelnen ärztlichen Leistungen. Bestehen Sie auf solcher Spezifikation auch, wenn dies nicht landesüblich ist. Lassen Sie Rezepte von der Apotheke abstempeln und die Preise der einzelnen Medikamente aufschreiben. Müssen Sie ins Krankenhaus, lassen Sie sich gleichfalls eine auf den Namen lautende Rechnung mit Diagnose, erbrachten Leistungen und dem Datum der Einlieferung sowie der Entlassung ausstellen.